NORBERT MESSING

Die Säure-Basen Balance

Jungbrunnen für Zellen, Stoffwechsel
und Organe
Gesund, immunstark und aktiv durch
Basen-Plus-Ernährung
Entsäuerungs-Therapie
Lebensmittel-Tabellen von A-Z

VERLAG NORBERT MESSING

2. Auflage 1996

© Copyright **Verlag Norbert Messing** · Postfach 1217 · 76663 Bad
Schönborn · Telefon 07253/3718 · Fax 33955

Herstellung und Druck: Druckerei Steinmeier, Nördlingen

ISBN 3-927124-22-2

Inhaltsverzeichnis

Einleitung: Die Säure-Basen-Kontroverse

Säuren & Basen - Wichtige Grundregulation oder »Sturm im Wasserglas«?

Am den Säuren und Basen scheiden sich seit langem nun schon die Geister. Nicht nur auf der Ebene der Körperflüssigkeiten oder hinsichtlich der chemischen Natur der Lebensmittel: Blut und Lymphe beispielsweise oder Äpfel (basisch!) und Steak (sauer!) bekennen hier tatsächlich Farbe und sind eindeutig einem der beiden Lager zuzuordnen. Nein - auch die Fachwissenschaftler, Heilkundigen und Gesundheitsinteressierten spalten sich in zwei gegensätzliche -ja feindliche- Lager auf, so gegensätzlich gepolt wie Plus und Minus.

Es sind sehr viele Theorien, Mutmaßungen, Behauptungen, Feststellungen, Spekulationen im Umlauf. Manche erscheinen nur verwunderlich, andere erschreckend. Manchmal sind die Argumente untermauert, ein andermal präsentieren sie sich als Gewißheiten, die keiner Erklärung bedürfen.

Ist wohl die Übersäuerung »wichtigste Ursache, Auslöser und Einzelfaktor für Krankheiten und besonders für Umweltkrankheiten«? So vermuten jedenfalls die Publizisten Ingrid und Wulfing von Rohr. Körperliche Leiden, so ihre Einschätzung, stellen sich nur dann ein, wenn der Körper sauer wird. Das Körpermilieu -es besteht ja zu erheblichen Teilen aus Wasser- »kippt« gewissermaßen »um«, wie dies bei schadstoffbelasteten, überdüngten Seen geschehen kann.

Und nach Einschätzung des bekannten Natur- und Fastenarztes Dr. H.G. Schmidt leidet »jeder dritte Patient in den Wartezimmern der Ärzte unter einer zunächst leichten Form der Übersäuerung, die bei zahlreichen Gesundheitsstörungen beteiligt ist«.

Andererseits urteilt beispielsweise Dr. Bruker, Autorität in Sachen vitalstoffreiche Vollwertkost, daß es vom Standpunkt des Ernährungsforschers aus nicht möglich ist, »überhaupt von einer

Übersäuerung des Organismus zu sprechen«. Grundsätzlich findet zwar auch er, daß die Einteilung in säure- und basenbildende Nahrungsmittel, wie sie Ragnar Berg einst traf, »ein interessantes Kriterium« darstellt, doch reiche eine solche Betrachtungsweise in keiner Weise aus, das Phänomen der meist ernährungsbedingten chronischen Zivilisationskrankheiten zu erklären.

Und eines ist tatsächlich klar: der Begriff »Übersäuerung des Organismus« ist nicht exakt »wissenschaftlich«. Ein Überschuß an säurebildenden Lebensmitteln -auch in beträchtlichen Dimensionen- wird nach Auffassungen der »Lehrmeinung« zuverlässig, und zwar hauptsächlich über die Nieren, ausgeschieden. Die dem Körper zur Verfügung stehenden Puffersysteme sorgen dafür, daß bestimmte pH-Werte in Blut und Geweben streng und verläßlich aufrechterhalten werden. Dazu wirken vor allem Atmung (Kohlensäure liefert hier einen basischen »Puffer«), Harn, Schweiß und Speichel zusammen. Im übrigen beruht nach Dr. Bruker das Aufsehen, das dieser Thematik regelmäßig zuteil wird, darauf, daß »sauer« und »säurebildend« einfach verwechselt werden. Denn wahr ist, daß sauer schmeckende Nahrung im Körper meist Basen bildet. Solche »saure« Nahrung macht für sich gesehen mit Sicherheit *nicht* krank (wir werden diesen Punkt weiter unten noch erläutern).

Trotzdem: auch ernstzunehmende, angesehene Wissenschaftler -wie etwa Dr. Anemueller oder Prof. Leitzmann- können sich des Eindrucks nicht erwehren, daß als Begleiterscheinung säureüberschüssiger und auch sonst risikobehafteter Kost (und die Zivilisationsernährung ist, wie entsprechende Analysen immer wieder ergeben, ausgesprochen »säurelastig«) eine Reihe von Stoffwechselabläufen leicht entgleisen. Die genauen Hintergründe hat man noch nicht entschlüsselt; man weiß jedoch, daß es zur Einlagerung von Stoffwechsel-Nebenprodukten kommt, die fortschreitend den Austausch von Nähr- und Wirkstoffen auf Bindegewebsebene beeinträchtigen. Man spricht in diesem Zusammenhang, vielleicht etwas zu plakativ, von »Verkäsung, Verschleimung und Verschlackung« (Dr. D.O. Weise).

Haben wir es nun mit einer für unsere Gesundheit ganz entscheidenden Grundregulation zu tun? Oder wird etwa mit der Säure-Basen-Balance viel »Scharlatanerie« betrieben, wie z.B. die Fachautorin Ingeborg Münzing-Ruef meint?

Der gesundheitsbewußte Leser mag die Frage für sich selbst entscheiden. Und damit er dies tun kann, sollen in den folgenden Kapiteln die physiologischen Zusammenhänge aufgeklärt werden, die mit dem Problemkreis »Sauer« oder »Basisch« zusammenhängen, und zwar ohne Scheuklappen und ohne wissenschaftliche Geheimsprache.

Eine erste »Goldene Regel« für die ausgeglichene Säure-Basen-Balance

»Iß dem Gewicht nach 5 - 7mal soviel Kartoffeln, Gemüse und Früchte, als von allen anderen Nahrungsmitteln zusammen. Dazu täglich 1/2 Liter rohe Milch. Iß jeden Tag etwas rohe Nahrung in Form von Salaten, Gemüse und Früchten«.

Formuliert wurde die Empfehlung von den Ernährungsforschern Dr. Ragnar Berg und Dr. Carl Röse, und wir werden sie im Verlaufe der Darstellung noch ein wenig abwandeln. Denn die an dieser Stelle aufgeführten einzelnen Lebensmitteln sind nur Beispiele. Im Hinblick auf Milch muß sich mancher zurückhalten (Tiereiweiß-Allergien), und Kartoffeln haben den Nachteil, daß sie praktisch nur nach Erhitzung (Kochen, Braten) genossen werden können.

Kann das Altern gestoppt werden?

Das »innere Milieu« entscheidet über unser Gesundheits-Schicksal

Das Leben - eine Frage des »Milieus«?

Gut hundert Jahre ist es inzwischen nun bereits her, daß sich die Forschung allmählich bewußt wurde, welch ein kompliziertes Zusammenspiel vielfältigster Kräfte notwendig ist, um »Leben« aufrechtzuerhalten und die Gesundheit wehrhaft zu machen.

Claude Bernard (1813-1878), französischer Physiologe, hatte in diesem Zusammenhang einen Begriff geprägt, der heute wieder vermehrt aufgegriffen wird: die Bedeutung des »inneren Milieus«. Es handelt sich dabei um jenes nährende, versorgende Medium (extrazelluläre Flüssigkeit), welches die Funktionszellen (Organzellen in der Leber beispielsweise) ständig umflutet. Dieses ist bei vielen Erkrankungen die Wurzel allen Übels; im positiven Falle wächst daraus jedoch Gesundheit und Lebensqualität.

Anfang unseres Jahrhunderts schließlich prägte man den Begriff der »Homöostase« (Walter Cannon, 1929/32). Darunter versteht man die »Selbstregulation eines biologischen Systems im dynamischen Gleichgewicht«, z.B. die »Absicherung gegen wechselnde Umweltbedingungen durch Stärkung und Verbreiterung der Resistenz« (Roche-Lexikon Medizin).

Dies bedeutet nichts anderes als: Im »inneren Milieu« unseres Körpers müssen nach Möglichkeit gleichbleibende -günstige- Bedingungen, optimale biochemische Verhältnisse aufrechterhalten werden, auch wenn sich rundherum die Umstände einschneidend verändern.

Machen wir uns dies an einigen bildhaften Beispielen klar:

Auf welch schmalem Grat wir während der Zeit unseres Lebens wandeln, wird uns nur in Extremsituationen so richtig bewußt: Während der unwirtlichen Jahreszeiten etwa, wenn wir uns »warm einpacken« und am Ofen oder der Heizung aufwärmen müssen, um der Witterung zu trotzen. Oder bei Hochgebirgstouren, bei denen einem auch bei geringfügigen Anstrengungen schnell der Atem knapp wird.

Solche äußeren Faktoren -Umgebungstemperatur, Sauerstoffgehalt der Luft- haben auch ihre innere Entsprechungen. Diese weisen jedoch eine besondere Tücke auf: sie sind der Wahrnehmung weitgehend entzogen, was es dem Menschen schwer macht, sich bewußt gegen mögliche Gefahren zu wappnen.

So muß beispielsweise der Calcium-Spiegel im Blut eine gewisse Höhe aufweisen. Wird diesem Erfordernis durch die Ernährung nicht entsprochen, bedient sich der Körper aus den Depots, den Knochen - Osteoporose kann die Folge sein. Auch die Flüssigkeitsmenge im Körper selbst muß ständig reguliert werden, jedes Organ und Gewebe braucht seinen eigenen pH-Wert, die Kohlendioxid- und Sauerstoff-Bilanz muß ständig stimmen.

Bekannter ist die Bedeutung des Blutzuckerspiegels und der hier möglichen Störungen (Diabetes).

Ganz besonderes Interesse jedoch zieht seit nun bereits mehr als 50 Jahren ein spezielles, grundlegendes Regulationssystem des Stoffaustausches auf sich, und zwar der **»Säure-Basen-Haushalt«**. Das Blut beispielsweise muß einen pH-Wert von 7,4 aufweisen. Es ist also leicht basisch. Um diesen Wert aufrechtzuerhalten, sind ständig aufwendige chemische »Transaktionen« im Gange. Denn selbst geringste Schwankungen um nur wenige Zehntelgrade würden innerhalb kurzer Zeit zum Tode führen. Auch im Falle dieser Regulation laufen die Prozesse »automatisch« ab; unser Organismus sorgt dafür, daß wir vom schmalen Pfad des Zuträglichen nicht abkommen. Wir dürfen aber diese Aufsichtsfunktion auch wiederum nicht überstrapazieren und sollten, um Risiken zuverlässig auszuschließen, selbst zu einem »ausgeglichenen Haushalt« durch geeignete Ernährungsmaßnahmen beitragen.

Wie dies geschehen kann, wollen wir weiter unten mit einer

Reihe von praktischen Beispielen näher ausführen.

Vorher jedoch noch ein kleiner Exkurs in Sachen »Unsterblichkeit« und Verlangsamung der Alterungsprozesse. Gerade auf diesem Sektor vermag uns eine nähere Kenntnis der Säuren & Basen in unserer Lebensmittel und ihrer Wirkungen im Organismus wertvolle Aufschlüsse zu geben.

Die erste Bekanntschaft mit »biologischer Unsterblichkeit«

An einem schönen Frühlingstag im Mai 1907 sitzt der amerikanische Mikrobiologe Woodruff am Mikroskop. Vor seinem linsenbewehrten Auge tummeln sich Myriaden von Mikroorganismen, sog. Infusorien. Eines der winzigen Lebewesen isoliert er nun mit äußerster Sorgfalt von den einzelligen Mitgeschöpfen. Er gibt ihm einen neuen Lebensraum und freie Bahn: keine Mitkonkurrenten weit und breit, nur unendlich viel nährende Flüssigkeit - ein wahres Schlaraffenland für den mikrobiellen »Single«. Nun beobachtet Woodruff, was passiert; er läßt es sich in diesem Moment wohl kaum träumen, daß er dasselbe wieder und wieder in der nächsten Zeit tun wird und daß ihm darüber graue Haare wachsen werden. Generation auf Generation von Infusorien wird durch Zellteilung ins Leben gesetzt, die Zahl der Nachkommenschaft des »auserwählten« Einzellers verdoppelt sich innerhalb weniger Stunden. Es ist ein Werden ohne Ende.

Dreizehn lange Jahre beobachtet der Forscher, was aus dem »Stamm« wird - 8.400 Generationen hat er damit im Blick und auf seinen Tabellen - was in menschliches Maß übertragen etwa 250.000 Erdenjahre bedeutet.

Und immer noch gilt, selbst für diese von ihrem Ursprung so weit entfernten Nachfahren des einen, ursprünglichen Keims: die Kleinlebewesen zeigen keinerlei Merkmale irgendwelcher Degeneration, keinerlei Krankheitsanfälligkeit, Schwäche, Altersleiden, Todessehnsucht...

So kam man seinerzeit zu der Einschätzung, die u.a. auch vom deutschen Nobelpreisträger Ehrenberg vorbereitet und erarbeitet wurde:

»Eine einzige Zelle ist unter günstigen Umständen ohne Hilfen von Konjugation (= Abwandlung) oder einer künstlichen Reizung imstande, sich unbegrenzt fortzupflanzen. Das Altern und das Sterben ist also nicht die Eigenschaft der Einzelligen« (Helmuth M. Böttcher).

Allerdings: die potentielle Unsterblichkeit von Amöben war nun für den Menschen kein richtiger Trost. Denn dieser ist -rein biologisch betrachtet- nun einmal eine Ansammlung hochspezialisierter Zellen, ein Metazoon (Mehrzeller). Und es schien eine besondere Eigenschaft zu sein, gewissermaßen als Preis für die Hochentwicklung, daß diese Funktionszellen mit der Zeit, anders als die Infusorien, an Dynamik, Spannkraft, Selbstbehauptungsfähigkeit verlieren.

Unsterblichkeit greifbar?

Die Sehnsucht nach irdischer Unsterblichkeit war sicher einer der Antriebe der Medizin als Wissenschaft. Wem es wohl erging, der empfand Wehmut darüber, daß diese Stärke und Unanfechtbarkeit offenbar kaum zu konservieren war.

Allem Leben um uns herum scheint Vergänglichkeit eingegeben zu sein, und Schnitter Tod ist ein ständiger Gast auf Erden.

Gibt es also für den menschlichen Organismus, dieses komplexe biochemische System, überhaupt eine Möglichkeit, sich ewig zu erneuern und zu erhalten, also »für immer jung« zu sein und zu bleiben?

In der ersten Hälfte unseres Jahrhunderts fanden zu dieser Frage einige berühmte Experimente statt. Sie haben die Forschung inspiriert und sollten uns zum Nachdenken anregen.

Das einsam pochende Herz

Unternommen wurden die aufsehenderregendsten dieser Versuche von Alexis Carrel, Medizin-Nobelpreisträger und *die* Kapazität seiner Zeit. Gegenstände seiner Forschungen waren anfangs Zellen aus Tierorganen. Berühmt wurde jedoch das einsam schlagende Herz im Reagenzglas.

Carrel wollte im wesentlichen folgende Fragen klären:

1. Ist es möglich, isolierte Funktionszellen außerhalb des Organismus am Leben zu erhalten?

2. Wie lange kann ein solches Unterfangen gut gehen?

Die Ergebnisse waren verblüffend und sollten die Fachwelt (nebst Carrel und Mitarbeitern) in der Folgezeit noch länger als ein Vierteljahrhundert in Atem halten.

Denn sehr schnell hatte sich gezeigt, daß die erste Frage mit einem eindeutigen Ja beantwortet werden konnte. Außerdem stellte sich heraus, daß die solcherart isolierten Zellen älter, sehr viel älter wurden als es der Lebenserwartung der Spender-Tiere entsprochen hätte, deren Gewebe man die Zellen entnahm. Zellen von Mäusen beispielsweise waren noch nach 10 Jahren aktiv und funktionsfähig (normale Lebenserwartung: 2 Jahre).

Der Versuch -und dies machte Carrel berühmt- gelang jedoch auch mit einem ganzen Organ: Das unermüdlich schlagende, einsame Hühner-Herz, bei seiner rastlosen Tätigkeit im Reagenzglas schwimmend, wurde geradezu zur Pilgerstätte der Altersforscher. 27 Jahre währte das Wunder, und ein Ende setzte dem Phänomen nur die Nachlässigkeit eines Labor-Mitarbeiters: Er vergaß, die Nährflüssigkeit auszuwechseln. Das Herz nahm dies zum Anlaß, den Dienst einzustellen.

Porträt:

Alexis Carrel wurde 1873 in der Nähe von Lyon geboren. Ausbildung als Chirurg. Ließ sich 1905 in den USA nieder. Seit 1909 Mitglied des Rockefeller-Instituts (New York). Für den Nachweis, daß isolierte Körperzellen weit über die Lebenserwartung der Gattung oder Art hinaus in Nährstoffen weiterleben können, erhielt er 1912 den Nobelpreis für Medizin. Er steuerte eine ganz zentrale Einsicht zum Leben und zur Erhaltung der Gesundheit bei, eine neue Perspektive, die bisher auch ansatzweise noch nicht in ihrer ganzen Bedeutung erkannt wurde: *»Die Zelle, die Einzelzelle auch des Vielzellers, kennt weder Alter noch Tod. Mehr noch: Ihr eignet ein eigenes Bewußtsein, ein Gedächtnis, ein abseits vom Hirn und vom Zentralnervensystem basiertes, allein an sie gebundenes biologisches Erinnerungsvermögen, das sie in den Stand setzt, den ihr von der*

Natur auferlegten Gestaltungsvorgang fern vom Gesamtkörper durchzuführen und seine physiologische Aufgaben zu erfüllen«.

Carrel starb 1944 in Paris.

Wie war nun die verblüffende »Schlagfertigkeit« des Hühnerherzens zustandegekommen? Das Ende des Experiments verrät den »Trick«: er bestand einfach darin, daß Carrel und seine Mitarbeiter die umgebende Nährflüssigkeit Tag für Tag geduldig und aufmerksam erneuerten - also für ein gleichbleibendes und austauschaktives »inneres Milieu« sorgten.

Was zu Funktionseinbußen, Alterung und schließlich zum Tod führt, sind ganz offenkundig die allmählichen, schleichenden Veränderungen (besser: Verschlechterungen) der extrazellulären Flüssigkeiten. Und hier haben wir wahrscheinlich exakt jenes grundlegende Moment greifbar vor uns, das dem Säure-Basen-Haushalt seine Bedeutung für Gesundheit und Lebensverlängerung verleiht.

Denn mag manches hier umstritten sein und mag die Wissenschaft heute auch von einer absoluten Grenze hinsichtlich der Lebenserwartung ausgehen (wegen der offenbar genetisch festgelegten Zahl maximal möglicher Teilungen): deutlich sind die Hinweise jedenfalls darauf, daß säureüberschüssige Kost -und dies gilt für die übliche Zivilisationskost ganz allgemein- die Austauschverhältnisse im Organismus verschlechtert. Dies betrifft wahrscheinlich vor allem das Zuviel an denaturiertem Eiweiß.

Es lohnt sich also, zu erfahren, was es mit den Säuren & Basen auf sich hat, und der Natur dieser grundlegenden Körperregulation wollen wir im folgenden etwas näher auf den Grund gehen.

Was es mit den Säuren und Basen auf sich hat

Um was es geht

Im Mittelpunkt steht erst einmal der menschliche Körper. Alle im Organismus gebildeten Flüssigkeiten -Blut, Speichel, Lymphe, Drüsensekrete- müssen im Hinblick auf ihren pH-Wert chemisch Farbe bekennen, sind »sauer« oder »basisch« und können die erwünschten Funktionen nur in dieser Eigenschaft, innerhalb eines engsten Bereiches, entfalten.

Stellen wir uns ein etwas eigenwilliges Thermometer vor. Das untere Ende (Minusbereich) beginnt mit 1 und steigt auf bis 6,9, gewissermaßen dem Gefrierpunkt. Dieser Teil der Skala umfaßt chemisch gesehen den sauren Bereich, der nach oben hin immer schwächer wird. Beim 7. Teilstrich haben wir schließlich den neutralen Punkt erreicht, das Säure-Basen-Gleichgewicht. Danach kommen wir in die »gemäßigte« Zone, also in den basischen oder Alkali-Bereich, der bis Teilstrich 14 reicht.

Unser Blut, um das es in unserem Zusammenhang vornehmlich geht und bei dem es sich bekanntlich um einen Saft besonderer Art handelt, ist auf unserer Skala bei 7,4 angesiedelt, also knapp über dem »Gefrierpunkt«, im leicht basischen Abschnitt.

In der Natur schwankt der Thermometerstand oft gewaltig, wie wir täglich erfahren. Der ph-Wert des Blutes darf sich solche Kapriolen nicht erlauben, auch nicht um ein oder ein halbes »Grad«. Wird der Stoffwechsel mit Säuren -z.B. aus tierischen Nahrungsmitteln- kurzfristig geradezu überflutet, so müssen diese neutralisiert werden, und dies geschieht einerseits durch die Ausscheidung über Lunge und Nieren, wie andererseits über eine eigens hierfür zur Verfügung stehende Alkalireserve (Hydrogen-karbonatpuffer).

Halten wir also fest:

Der pH-Wert des Blutes muß konstant bleiben, im leicht basischen Bereich, obwohl die Zufuhr an Säuren und Basen aus der Nahrung ständig natürlichen Schwankungen unterworfen ist. Neben Nieren und Lungen, spielt bei der Regulation die körpereigene Alkalireserve eine zentrale Rolle.

Die Entscheidung liegt in unserer Hand

Es ist demnach der Körper selbst, der mit großem Nachdruck und erheblichen Anstrengungen und Sicherungen dafür sorgt, daß auf diesem Sektor alles hübsch im Gleis bleibt.

Sind wir also nur passive Zuschauer und Nutznießer einer von der Natur sinnreich entwickelten Einrichtung?

Ganz und gar nicht!

Denn was das ewige Wechselspiel der Antagonisten Säuren und Basen (beide werden gebraucht) im Organismus oder Stoffwechsel angeht, so sind wir es, die durch unseren Speisezettel die Akzente setzen.

Und der Mensch hat vor allem in den vergangenen 100 Jahren solche Gelegenheiten reichlich wahrgenommen, leider jedoch dabei so manchen Fehlgriff getan, so z.B. mit einer immer stärker ausgeprägten Vorliebe für säurebildende Nahrungsmittel (Eier, tierische Produkte siehe Tabelle).

Die Naturheilkunde sieht -seit Ragnar Berg, Bircher-Benner u.a.- darin eine der grundlegenden Entwicklungen, die eine Vielzahl therapeutisch schwer beherrschbarer und massenhaft auftretender chronischer Zivilisationsleiden im Schlepptau hatten.

Halten wir also fest:

Als gesundheitlich bedrohlich und bedenklich erweist sich ein hoher Anteil an Säurebildnern, wie er für die Zivilisationskost typisch ist. Eine gesunde Ernährung sollte diesem Umstand Rechnung tragen und für Reserven zur Neutralisierung einer möglichen permanenten Übersäuerung (= Azidose) sorgen.

Die säuernden und basenbildenden Elemente

Saurer Nahrung ist nicht gleich säurebildende Kost

Im Organismus und Stoffwechsel herrscht Arbeitsteilung. Energie und Bausubstanzen führen wir uns hauptsächlich durch Kohlenhydrate, Protein und Fett zu. Alle diese Stoffe werden im Körper umgebaut, und dabei entstehen Substanzen von mitunter recht problematischem Charakter. Im Eiweißstoffwechsel treten Schwefel- und Phosphorsäure auf. Beim Abbau der Fette und Kohlenhydrate Essig- und Milchsäure. Diese Ab- und Umbauprodukte kann unser Organismus nur kurzfristig tolerieren. Alles ist deshalb darauf abgestellt, sie schnellstmöglichst zu neutralisieren und aus dem Körper zu schaffen. Dazu dienen Mineralstoffe. Denn sie verbinden sich, wie wir noch ausführlicher sehen werden, mit den Säuren, löschen gewissermaßen das Säuren-Feuer im Organismus, und die unerwünschten aber zwangsläufig anfallenden Nebenprodukte des Stoffumsatzes können problemlos beherrscht werden. Schon jetzt sei hervorgehoben: Die Art von Säure, wie sie etwa nach üppiger Hausmannskost im Körper entsteht (aber auch durch Sport in Form von Milchsäure), hat nicht zu tun mit jener Säure, die bestimmten Nahrungsmitteln ihren besonderen Geschmack verleiht. Das Vermögen unseres Gaumens, Säuren wahrzunehmen, ist kein verläßlicher Indikator dafür, ob solche Speisen tatsächlich im Körper auch Säuren bilden. Im Gegenteil: Sauer macht nicht nur lustig, es spendet hier meist auch reichlich alkalische, also basische Elemente.

»Am Anfang war der Wasserstoff«

Am Anfang steht auch hier -wie bei der Schöpfung der Welt, wie die Physiker meinen- der Wasserstoff. Denn die Geschmacksknospen unseres Gaumens werden von positiv geladenen Wasserstoff-Ionen gereizt. Diese könnte man als nervöse Wasserstoff-Atome bezeichnen; sie sind unstet, weil ihnen ihr einziges Elektron abhanden gekommen ist. Um wieder komplett zu werden, suchen sie sich an anderen Atomen und Molekülen schadlos zu halten. Wie gerufen kommen ihnen deshalb ihre »Gegenspieler« (besser: Mitspieler), die Basen. Sie stellen besondere Sauerstoff-Wasserstoffverbindungen bereit, die negativ geladen sind. D.h. sie verfügen über ein zusätzliches freies Elektron, über genau das also, was dem Wasserstoff-Ion in der sauren Lösung fehlt. Mit Hilfe der Basen werden die unsteten, unvollständigen Wasserstoff-Atome wieder komplett, die Säurewirkung wird neutralisiert und aufgehoben. Endergebnis dieses Prozesses sind z.B. harmlose Verbindungen wie Wasser und verschiedene Salze.

Allerdings: Es ist -leider- nicht unser Gaumen, der in solchen Fragen Auskunft zu geben vermag. Die Rechnung wird in dieser Hinsicht erst aufgemacht, wenn ein Lebensmittel unsere Verdauung durchlaufen hat, wenn also die »Zeche« anfällt. Das Ei beispielsweise, vom Geschmack her völlig unverdächtig, erweist sich danach plötzlich als starker Säurebildner. Und die sprichwörtlich saure Zitrone (prüft man den Saft mit einem Indikator, so zeigt dieser einen starken Säuregrad von pH 3 auf unserer Skala an) überrascht am Ende dieser Umwandlung als freundliche Basenspenderin. Macht man den Lackmustest, so erweisen sich auch Schwarztee und Bohnenkaffee in dieser Hinsicht als »sauer«. Verantwortlich ist dafür die enthaltene Säure Tannin.

Ein Wort noch zu diesem »Lackmustest«. Wir alle kennen die entsprechenden Teststreifen noch aus dem Chemieunterricht. Blaues Löschpapier -getränkt übrigens mit einer Indikatorsubstanz, die aus Flechten gewonnen wird- dient dabei zur Identifizierung von Säuren und färbt sich beim Kontakt mit solchen rot. Mit rotem Lackmuspapier spürt man, in Umkehrung des farblichen Wechselspiels, basische/alkalische Lösungen auf.

So hilfreich diese Testmethode auch für den Chemiker sein mag - hinsichtlich unseres Problems kommen wir damit nicht weiter. Denn wie schon gesagt: was im (Reagenz-) Glas und auf der Zunge sauer anmutet, ist unter Umständen im Körper ein äußerst ergiebiger Spender basischer Elemente.

Wie sollen wir uns nun jedoch in diesem chemischen Labyrinth durchfinden, wo sauer mal basisch wirkt und andererseits neutral schmeckende Nahrung (wie etwa Fleisch oder Eier) erhebliche Mengen an Säuren produziert?

Zu unserem Glück ist es nicht der schiere Zufall, an dem sich die Stoffwechselgeister scheiden. Als grobe Faustregel kann in diesem Zusammenhang vielmehr gelten:

* Eiweißreiche Lebensmittel werden während der Verdauung eher »sauer« reagieren.

* Nahrungsmittel mit ausgeprägten Mineralstoffanteilen bilden im Verlaufe des Stoffwechsels eher basische Bausteine.

Bei ersteren entsteht nämlich ein Überschuß an H+-Ionen (= saure Wirkung, hoher ph-Wert), im letzteren Falle verbinden sich die Mineralien mit freien Ionen (Hydroxid-Ionen = OH--Ionen) zu »puffernden« Basen.

Um die basischen Qualitäten eines Lebensmittels zu würdigen, hat sich als weitere Faustregel der **Calcium-Gehalt** besonders bewährt. Diese Komponente schafft es beispielsweise, die Milch in den leicht basischen Bereich zu hieven (andere Milchprodukte wie Hartkäse etwa oder Quark reagieren allerdings schon sauer), obwohl im Hinblick auf die Nährstoffe hier ja das Eiweiß im Vordergrund steht.

Relativ exakt lassen sich die säure- bzw. basenbildenden Gehalte dadurch ermitteln, daß man zwei verschiedene Gruppen von Mineralstoffen einander gegenüberstellt:

Zum einen die **Basenbildner**: Kalium, Natrium, Calcium, Magnesium und Eisen.

Zum anderen die **Säurebildner**: Phosphor, Schwefel und Chlor.

Die erwähnten mineralischen Basen (»alkalische Elemente«) sind deshalb so wichtig, weil sie Carbonate bilden. Nehmen wir z.B. das Calcium. Es erscheint dann als Calciumcarbonat ($CaCO_3$). Die Neutralisation z.B. von Schwefelsäure geht nun so vonstatten, daß sich der Mineralstoff mit der Säure verbindet. Auf diese Weise entsteht ungefährliches Calciumsulfat (neben Wasser und Kohlendioxid). Herman Aihara: »Säuren, die als Endprodukt des Stoffwechsels anfallen, können *nur* nach Umwandlung in neutrale

Salze ausgeschieden werden. Erst dann sind sie nicht mehr schädlich für Nieren und Dickdarmwand«.

An dieser Stelle erkennen wir bereits, wie wichtig eine ausreichende Versorgung mit Mineralstoffen ist. Es geht nicht nur darum, daß diese essentiellen Nahrungsbestandteile bedeutende Funktionen z.B. bei der Enzymaktivierung (als Co-Enzyme) erfüllen oder unsere Knochen stabilisieren. Wir brauchen sie beständig auch für die etwas »gröbere« Arbeit, so auch, um beispielsweise Säuren zu puffern und in verträgliche chemische Verbindungen überzuführen. Zieht man dies in Betracht, so steht doch sehr in Frage, ob die üblichen Aufnahme- und Verzehrsempfehlungen wirklich genügen, um Gesundheit und Stoffwechselgeschehen *optimal* zu unterstützen.

Die im Anhang angefügten Lebensmittel-Tabellen orientieren sich an dieser zuverlässigen Richtlinie. Schon Ragnar Berg untersuchte einst »die Nahrungs- und Genußmittel, ihre Zusammensetzung und ihren Einfluß auf die Gesundheit, mit besonderer Berücksichtigung der Aschenbestandteile« (Dresden, 1929) unter diesen Vorzeichen und ermittelte seine »klassische Säure-Basentabelle«, indem er die aufgeführten Mineralstoffe in Beziehung setzte.

Inzwischen liegen uns sehr viel exaktere Analyseergebnisse vor als noch in den 20er Jahren, und sie ermöglichen uns heute eine ziemlich präzise Einteilung der verschiedenen Nahrungsmittel in Säure- und Basenbildner (siehe Anhang).

Halten wir also fest:

Sauer ist nicht Geschmackssache. Wenn wir von sauren und basischen Lebensmitteln sprechen, so gelten für eine Klassifizierung andere Kriterien als der Eindruck, den sie auf unserem Gaumen hinterlassen.

Dies hat seit gut einem halben Jahrhundert zu großen Mißverständnissen bei gesundheitsbewußten Menschen geführt. Die Frage »sauer oder basisch« entscheidet sich daran, was unsere Verdauung mit den Lebensmitteln anstellt. Hoher Mineralstoffgehalt ist dabei ein Indikator für die erwünschte basische Ausrichtung der gewählten Nahrung.

19

»Elementare« Gesund-Macher

Wissenswertes zu den »basischen« Mineralstoffen

Lange Zeit waren sie zu Unrecht so etwas wie Stiefkinder der ernährungsmedizinischen Forschung: die Mineralstoffe und Spurenelemente. Inzwischen weiß man zwar bei weitem noch nicht genug über diese »Mikro-Nahrungsstoffe«; soviel ist jedoch gewiß: ohne sie »läuft nichts« im Organismus, kämen die Lebensprozesse abrupt zum Erliegen. Die Spurenstoffe erweisen sich damit als Teil jener Kräfte, die uns im Innersten zusammenhalten, wie besonders anschaulich an den basenbildenden Mineralien demonstriert werden kann.

Natrium - Ein wichtiger Regulator

Mineralstoffe sind »Gesundheitsbausteine« und in der modernen Kost oft geradezu Raritäten. Wie sehr wir hier jedoch aufpassen müssen, zeigt sich am Natrium, einem äußerst wichtigen Element sowohl für den Austausch von Substanzen auf Zellebene wie auch für die Regulierung des Säure-Basen-Haushaltes. Denn moderne Ernährungsgewohnheiten haben hier das Gleichgewicht gründlich erschüttert. Die Irritationen resultieren dabei allein aus dem einen Umstand, daß Natrium in der Zivilisationskost meist zusammen mit Chlorid auftritt (= Kochsalz: NaCl). Als solches »Team«, d.h. in Form von Kochsalz, werden diese Stoffe im Organismus heute leicht zu einem brisanten Gefahrengut.

Auf beide Mineralstoffe vermag der Körper nicht zu verzichten: Natrium aktiviert beim Stärkeabbau das Enzym Amylase und ist für die Übertragung von Nervenimpulsen unentbehrlich.

Das Chlorid erfüllt Spezialaufgaben bei der Bildung des Magensaftes. Beide zusammen schützen uns vor lebensgefährlichen Wasserverlusten und stellen damit eine der Grundvoraussetzungen organischen Lebens überhaupt dar.

So notwendig beide Stoffe auch sein mögen - Angebot und

Nachfrage klaffen als Folge stark veränderter Ernähru
wohnheiten heute weit auseinander.

Als »Soll«, also unseren täglichen Bedarf, hat die Wisse
insgesamt etwa 2 Gramm ermittelt. Auf der Haben-Seite
dagegen nicht weniger als 12-15 Gramm Kochsalz, die wir Tag
für Tag konsumieren.

Kann diese »Pökelung« unseres Körpers auf Dauer gutgehen?
Die Medizin meint: nein!

Der Preis für Maßlosigkeit ist gerade beim Kochsalz hoch:
Wasser lagert sich in den Geweben ein (Ödeme). Langfristig
kommt es in vielen Fällen zum krankhaften Anstieg des
Blutdrucks. Erhöhter Blutdruck wiederum ist ein sehr ernstzuneh-
mender Risikofaktor für Herz-Kreislauf-Erkrankungen, ins-
besondere für Herzinfarkt und Hirnschlag.

Es sei deshalb hier betont: Kochsalz ist keineswegs ein
empfehlenswerter Natrium- oder Mineralstoffspender, wie man
auf den ersten Blick vielleicht meinen könnte. Es eignet sich
nicht zur Sicherung des täglichen Natriumbedarfs. Dieses »Soll«
muß aus anderen Quellen gedeckt werden. Eine vernünftige,
verantwortungsvolle Strategie zur angemessenen Natriumversor-
gung besteht deshalb einmal darin, zum Verzehr naturbelassener
Lebensmittel zurückzukehren. Sie enthalten kein Kochsalz, dafür
jedoch natürliches Natrium und seinen Partner: größere Mengen
von Kalium, von einem Mineralstoff also, der blutdrucksenkend
wirkt und sich bevorzugt in Obst, Gemüse und Getreiden findet.

Andererseits sollte den Gerichten so wenig wie möglich
zusätzlich Salz beigefügt werden. Ersatz für den Salzstreuer
bieten vielfältige Gewürze. Diese haben darüber hinaus den
Vorzug, nicht nur geschmackliche, sondern so nebenbei auch
gesundheitsfördernde Wirkungen zu entfalten. Und wenn es denn
unbedingt »salzig« schmecken soll, kann dafür auch Kochsalzer-
satz ohne NaCl sorgen (erhältlich in Reformhäusern und z.T. im
Supermarkt).

Calcium - das formgebende Element

Calcium ist überall in der Natur großzügig verbreitet und beispielsweise Hauptbestandteil von Kreide und Marmor, von Perlen ebenso wie von Eierschalen.

Kein anderes Element prägt auch unseren Körper tiefgreifender: ohne Calcium könnten keine Wirbel oder Knochen gebildet werden, und so sind denn die ca. 1 1/2 kg »Kalk«, die ein jeder von uns beherbergt, zu 99% im Skelett gebunden.

Darüber hinaus erweist sich dieses Element als unverzichtbar für die Funktionsfähigkeit von Nerven und Muskeln (so auch für das Herz) und für vielfältige enzymatische Prozesse (u.a. bei der Blutgerinnung).

Calcium gehört deshalb zu jenen Stoffen, die wir uns lebenslang regelmäßig und ausreichend mit der täglichen Kost zuführen müssen. Mißlingt dies, dann werden die notwendigen Mengen aus den körpereigenen »Vorräten«, den Knochen, mobilisiert. Nur: dieser Vorgang stellt gewissermaßen ein Notprogramm dar, denn das Calcium erfüllt in unseren Stützgeweben eine lebenswichtige Funktion, und jede Minderung ist hier zugleich ein Verlust an Stabilität und Substanz.

Die schwerwiegendste Folge eines gestörten Calcium-Haushaltes ist die Osteoporose. Unsere Knochen verlieren bei dieser heute immer häufiger auftretenden Krankheit rapide an Festigkeit, werden porös, und es kommt im Alter zu schmerzhaften * Wirbelzusammenbrüchen, mit der Ausbildung eines Rundrückens, (auch »Witwenbuckel« genannt). * Handgelenksfrakturen und * Oberschenkelhalsbrüchen stellen sich ein, nach denen ein erheblicher Teil der Betroffenen dauernd pflegebedürftig bleibt.

Das Hauptrisiko tragen Frauen. Denn ihnen gelingt es oft nicht, bis etwa zum 35. Lebensjahr eine »optimale Knochenmasse« aufzubauen, wofür man zunehmend einseitige Diät- und Schlankheitskuren verantwortlich macht. Läßt dann schließlich in den Wechseljahren die Östrogen-Produktion nach, kann sich der Abbau der Knochensubstanz krankhaft beschleunigen, vor allem wenn weitere Risikofaktoren wie Calcium-Mangelversorgung, Genußmittelmißbrauch oder Bewegungsarmut hinzutreten.

Unsere Versorgungs-Situation im Falle des Calciums ist sicher bedenklich, wenn auch die Urteile zwischen gerade noch »ausreichend« bis mangelhaft (bei Senioren) schwanken. Die offiziellen Richtwerte für den vermuteten täglichen Calcium-Bedarf differieren erheblich, und zwar zwischen 800 mg (Deutsche Gesellschaft für Ernährung) und 1200 bis 1500 mg (US-Gesundheitsbehörde).

Legte man die letzteren Zahlen zugrunde, so müßte man bei uns die Versorgungslage als »kritisch« einstufen, und besonders ältere Menschen wären tief »im Defizit«. Denn der Bundesbürger nimmt im besten Falle etwa 900 mg täglich auf, Frauen und Senioren erheblich weniger. Überdies sollte man bedenken, daß all jene Menschen größere Mengen an Calcium benötigen, die

* rauchen, Alkohol und/oder Kaffee trinken
* viel Fleisch (tierisches Eiweiß) essen
* längere Zeit mit Cortison oder Antibiotika behandelt wurden.

Um den Bedarf an Calcium risikolos zu decken, müssen wir uns also bewußt ernähren, und dies umso sorgfältiger, je älter wir werden. Tragende Stützpfeiler einer »vollwertigen« Mineral-stoffversorgung sind vorzugsweise **Milchprodukte** sowie **Getreideerzeugnisse** aus dem vollen Korn, **Nüsse**, **Sojabohnen** und **Gemüse** (siehe Tabellen), vor allem dann, wenn sie weitestmöglich **naturbelassen** verzehrt werden.

Eine zusätzliche Einnahme *isolierten* Calciums empfiehlt sich schon deshalb nicht, weil dieser Mineralstoff nur »im Team«, zusammen mit Phosphor und Magnesium, optimal ausgewertet wird. Und schließlich: Das Beispiel des Calciums lehrt, daß es auch im Hinblick auf die Mineralstoffe immer auf den Gesamtzusammenhang unserer Lebensführung ankommt. Denn das bloße Vorhandensein von »Kalk« in der Nahrung allein genügt nicht - um es uns wirklich dauerhaft »anzueignen«, so haben die Experten herausgefunden, müssen Knochen, Sehnen und Muskeln regelmäßig sportlich beansprucht werden, und sei es auch nur durch regelmäßige Gymnastikübungen.

Kalium - Schlüsselsubstanz des Austausches

Der Name des Elementes mutet ein wenig an wie aus »Tausendundeiner Nacht«, denn er leitet sich von arabisch »al kali« ab, was so viel heißt wie pflanzliche Asche. Eine märchenhaft treffsichere Bezeichnung übrigens: ursprünglich im Gestein gebunden, gelangt das Kalium nämlich durch Verwitterung ins Erdreich, wird dort vom Wurzelwerk der Pflanzen aufgenommen und so dem Nahrungskreislauf zugeführt - ein für Mensch und Tier überlebensnotwendiges Geschehen, wie wir im folgenden noch sehen werden.

Erst der jüngsten ernährungswissenschaftlichen Forschung gelang es, die vielfältigen Funktionen dieses Mineralstoffes im Stoffwechselgeschehen zu enträtseln:

* Kalium setzt beispielsweise als Element der Reizleitung die Muskeln »unter Strom« und sorgt so für Spannkraft und Ausdauer.

* Es dient im Blut als Vehikel für den Zucker- und Fett-Transport zu den Körperzellen.

* Schließlich ist es bei der Synthese vieler spezifischer Eiweißstoffe -den eigentlichen Elixieren unseres organischen Lebens- unerläßlich.

Seinen spektakulärsten Auftritt hat das Element jedoch als Mit- und Gegenspieler des Natriums im Wasserhaushalt:

Kalium (K) und Natrium (Na) regulieren widerstreitend den Flüssigkeitsaustausch der Zellen, wobei Na das Wasser in die Depots und Gewebe einfließen läßt, wohingegen K die Schleusen wieder öffnet (»Kalium-Natrium-Pumpe«).

So hat dies die Natur vorgesehen - doch sie hat ihre Rechnung ohne den eigenwilligen Menschen gemacht. Das ursprüngliche K:Na-Verhältnis in der Nahrung von etwa 4:1 hat sich unter dem Einfluß moderner Ernährungsgewohnheiten ins genaue Gegenteil verkehrt - ein Mißverhältnis mit Risiken für unser Wohlergehen.

Zwar gilt die Versorgungslage der Deutschen in Sachen Kalium als »ausreichend« (Deutsche Gesellschaft für Ernährung), da wir in aller Regel die unbedingt erforderlichen 3-4 Gramm täglich zu uns nehmen. Doch vernachlässigen solche Rechnungen den Umstand, daß die Kalium-Verwertung bei einem Überangebot an Kochsalz nachhaltig beeinträchtigt wird.

Vor allem Senioren sind akut von Mangel bedroht, und sie teilen dieses Schicksal paradoxerweise mit besonders gesundheitsbewußten Zeitgenossen: regen Sportlern und fleißigen Saunagängern nämlich, die mit dem Schweiß auch erhebliche Mengen des wertvollen Minerals absondern.

Es ist weniger der Mangel an sich, der den Wohlstandsbürger in Kalium-Nöte bringt. Verantwortlich sind meist Störungen des Mineralstoff-Haushaltes. Neben dem Natriumüberschuß sind es vor allem Arzneimittel, welche die Reserven dezimieren. Als Hauptübeltäter erweisen sich Abführmittel, Diuretika (Entwässerungshilfen) und Herz-Glycoside wie Digitalis.

Wenn Kalium auf diese Weise dem Organismus wieder entzogen wird, so äußert sich dies in verschiedenartigsten Beeinträchtigungen: Wasser sammelt sich im Körper an (Oedembildung), es kommt zu Darmträgheit, schneller Ermüdbarkeit und Herzfunktionsstörungen.

Wer sich bewußt ernährt, braucht sich dennoch nicht zu sorgen. Denn gerade im Falle des Kaliums wohnen Überfluß und Mangel gewissermaßen Tür an Tür: Wir können problemlos in die sichere Zone umziehen, wenn wir Fertigprodukte meiden, Kochsalz zurückhaltend verwenden und uns hauptsächlich an frische pflanzliche Lebensmittel halten: Gemüse, Hülsenfrüchte, Obst einschließlich Trockenfrüchte, Getreide, Nüsse oder Pilze. Fleischprodukte und Fisch enthalten zwar auch z.T. erhebliche Kalium-Mengen, sind aber aus einer Reihe von Gründen zur Bedarfsdeckung weniger geeignet (Cholesterin, Kochsalzzusätze, wertmindernde Zubereitung, Denaturierung, »Eiweißmast« u.a.). Das tägliche Müsli, Obstzwischenmahlzeiten und Salate dagegen wirken wie eine Kalium-Dusche für den Organismus uns sorgen auf natürliche Weise für einen ungestörten Flüssigkeitsaustausch von Zellen und Geweben.

Magnesium - gut nicht nur fürs Herz

Magnesium sorgt im Hinblick auf den Herzmuskel für den »richtigen Takt« (Herzrhythmus) und beugt so dem Infarkt vor. Entsprechende Erkenntnisse gelten inzwischen als gesichert. Außerdem wird es als Mittel gegen den Streß empfohlen - als sanftes Beruhigungsmittel, das uns überdies (im Gegensatz zu Tranquilizern) sogar wacher und geistesgegenwärtiger macht.

Auf welche Weise vermag nun ein einzelner Mineralstoff solch weitreichende nützliche Wirkungen zu entfalten?

Im Falle des Magnesiums kommt dabei zum Tragen, daß es für viele lebenserhaltenden Stoffwechselumsetzungen -bis hinein in den Zellstoffwechsel- nötig ist, beispielsweise als »Starter« für nicht weniger als 300 Enzyme (soviel man bislang weiß).

Um sicherzustellen, daß das Magnesium sein weitgefächertes Programm an Gesundheits-Dienstleistungen auch vollständig zu absolvieren vermag, sollten wir (nach Empfehlung der Deutschen Gesellschaft für Ernährung/Frankfurt) täglich etwa 300 bis 350 mg zuführen. Dies entspricht ungefähr der durchschnittlichen Verzehrsmenge in der Bundesrepublik. Allerdings gilt es dabei zu beachten, daß vielerlei Faktoren dazu beitragen können, den Bedarf zum Teil sprunghaft zu erhöhen. Sportliche Aktivitäten etwa, Schwangerschaft, Alkoholkonsum, Abführmittelmißbrauch, Verdauungsstörungen u.a. Das durchaus weitverbreitete Phänomen plötzlich auftretender nächtlicher Wadenkrämpfe beispielsweise ist ein typisches Magnesium-Mangelsymptom, ganz abgesehen von eher unbestimmten Erscheinungen wie Konzentrationsstörungen oder Müdigkeit. Ein Tip: Studieren Sie auch in dieser Hinsicht die Lebensmittel-Tabellen eingehend; Sie werden unter den pflanzlichen Erzeugnissen manchen überraschend ertragreichen Magnesium-Spender ausmachen und für Ihre Ernährungspraxis zukünftig intensiver nutzen können.

Eisen - Mineral des Lebenssaftes

Wie wichtig Eisen für ein gesundes Wachsen und Gedeihen ist, wird schon dem kleinen Kind eingebleut (auch wenn der diesbezügliche Beitrag des Spinats lange Zeit aufgrund eines Fehlers bei der Lebensmittelanalyse kräftig überschätzt wurde).

Eisen und unser Lebenssaft, das Blut, sind unzertrennlich. Denn das Hämoglobin, der rote Blutfarbstoff und Sauerstoff-Transporteur, benötigt dieses Mineral in doch erheblichem Umfange. Nebenbei hat es noch eine Fülle anderer Funktionen wahrzunehmen und bildet u.a. den aktiven Bestandteil von Enzymen (hier als Coenzym).

Bemerkenswert: Junge Frauen, werdende und stillende Mütter brauchen doppelt soviel Eisen wie der »Normalbürger«!

Im Hinblick auf das Eisen gibt es einen wertvollen Tip, der die Versorgungslage schlagartig verbessert: *reichlich Vitamin C.* Denn der Grund, warum sich oft Eisenmangel mit seinen Symptomen Unruhe, Leistungsabfall, Kopfschmerz einstellt, liegt darin begründet, daß unsere Verdauung den in den Lebensmitteln vorhandenen Mineralstoff nicht richtig aufschließen kann. Hier verbessert die Anwesenheit von Vitamin C die Resorptionsrate ganz erheblich. Ansonsten: täglich Vollgetreide-Produkte essen, so oft es geht Kohlgemüse (siehe auch Lebensmittel-Tabellen).

Ehrenrettung für den Schwefel

Durch diese Schrift soll beileibe nicht der Eindruck entstehen oder genährt werden, daß es sich beispielsweise beim Schwefel (nur weil er auf der Seite der Säuren steht) um einen »schädlichen« Faktor der Nahrung handele, den es unbedingt zu meiden gelte.

Eine solche Betrachtungsweise wäre vollkommen verfehlt. Besondere schwefelhaltige Aminosäuren und komplexe Eiweißverbindungen sind sogar äußerst wichtig für die Entgiftung (als Bestandteil vieler sog. Redoxsysteme). In der Forschung wurde nachgewiesen, daß sie beispielsweise toxische Schwermetalle zu binden vermögen und diesen gefährlichen Elementen so im Körper ihre Brisanz nehmen. Dies trifft beispielsweise für die größten Sorgenkinder zu, also auf Blei, Quecksilber (Amalgam!) und Cadmium. Eine Reihe von Nahrungsmitteln, die Schwefel enthalten, gelten als ausgesprochene »Gesundmacher«, angefangen bei den Zwiebelgewächsen (Knoblauch, Porree, Küchenzwiebel, Schnittlauch) und der Bierhefe. Ähnliches gilt für den Kohl.

Ohne Schwefelbausteine können wichtige Vitamine wie Thiamin oder Biotin nicht synthetisiert werden, ebenso wie zufuhrnotwendige Aminosäuren.

Eine Basen-Plus-Ernährung richtet sich **nicht** gegen bestimmte »säuernde« Lebensmittel. Ja - die kenntnisreiche, verständige, optimal ausgewogene Zusammenstellung einer gesunderhaltenden täglichen Kost fordert sogar die ganzheitliche Berücksichtigung auch solcher Lebensmittel. Und: werden sie in relativ naturnaher Form zugeführt, so kann man dabei auch nie des Guten zuviel tun. Es sind dann stets reichlich alkalische Elemente zur Hand, um die natürlicherweise gebildeten Säuren zu neutralisieren.

Die Basen-Plus-Ernährung will nur einen sicheren Rahmen anbieten und ermöglichen, ein betont basisches Milieu, das Spielraum und einen breiten »Versorgungs-Korridor« schafft für **alle** existenzstiftenden Komponenten, die der Stoffwechsel ständig braucht.

Denn jedes ganzheitliche, werthaltige Lebensmittel enthält sowohl basische wie auch säurebildende Bestandteile. Letztere stehen den ersteren in der ernährungsphysiologischen Bedeutung nicht nach (qualitativ), sie sollten jedoch insgesamt mengenmäßig (quantitativ) zurücktreten. Und dies wird sich leicht erreichen lassen, ziehen wir die im Anhang aufgeführten Tabellen regelmäßig für den Speisezettel zurate.

Übersäuerung und Zivilisations-Leiden

Hinweise, Anhaltspunkte, Spekulationen

Macht »sauer« krank - also fast das Gegenteil von »lustig«, wie gemeinhin gesagt wird? Vater dieses Gedankens waren gleich zwei Persönlichkeiten: der Chemiker Ragnar Berg (1873-1956) und Dr. Friedrich Sander.

Beide gelangten zur Auffassung, daß ein Überwiegen von Säurebildnern in der Nahrung (wohlgemerkt: nicht von sauren Lebensmitteln) eine Hauptursache für das Entstehen der meisten Krankheiten darstellt.

Ein solcher Zusammenhang konnte bislang nicht schlüssig bewiesen werden.

Unbestritten ist jedoch, daß viele Stoffwechsel-Erkrankungen einhergehen mit dem, was man als »latente Azidose« bezeichnet hat, eine Art fortwährender geringfügiger Übersäuerung (Azidose) durch ein chronisches Mißverhältnis von sauren und alkalischen Komponenten unseres Speisezettels.

Naturheilkundlich orientierte Therapeuten gehen noch weiter. Sie vermuten, daß eine chronische Übersäuerung des Organismus für zahlreiche Leiden -verschiedenster Ausprägung- *verantwortlich* ist. Fast jede Erkrankung kann nach dieser Auffassung als »Säurekrankheit« interpretiert werden, ob nun über rheumatische Beschwerden, hohen Blutdruck oder Kopfschmerzen (meist auch mehrere Symptome auf einmal) geklagt wird.

Der ursächliche Heilansatz ist in solchen Fällen immer eine »konsequente Stoffwechselentgiftung = Entsäuerung« (Dr. Michael Worlitschek).

Mit Hilfe von Basenpulvern (Mineralstoffgemischen) und einer basisch betonten Kost gelingt es in der Praxis häufig,

* Magenbeschwerden und Verdauungsstörungen zu beheben oder zu lindern. Ähnliche Beobachtungen hat man bei

* Lebererkrankungen gemacht (und zwar vor allem bei Fettleber,

Leberfunktionsstörungen).

Besonders wertvoll erweist sich eine basenreiche Ernährung bzw. die Verabreichung von Mineralstoffen offenbar im Falle von

* Herz-Kreislauferkrankungen. Ausgesprochen interessant -wenn auch wissenschaftlich höchst be- und umstritten- ist hier eine Theorie des Stuttgarter Arztes Berthold Kern. Danach geht beispielsweise dem Herzinfarkt stets eine akute Übersäuerung des Herzmuskelgewebes voraus. Die allmählichen Funktionsein-bußen, als »Azidose-Starre« bezeichnet, führen hier geradewegs in die Krankheit, weil schon ein äußerst kurzfristiger Ausfall des Organs oder von Teilen davon (Herzkranzgefäße) schwerwiegen-de Schäden hinterläßt. Nach Kern handelt es sich auch beim Schlaganfall um eine »Übersäuerungs-Katastrophe«, und zwar auf der Grundlage von dadurch bedingten Blockaden des Blut-Durchflusses (Ischämien) in Gewebs-Kapillaren. Folge ist der großräumige Untergang von ganzen Teilen des Nervensystems.

Auch bei allgemeinen Störungen der

* Hirnfunktionen (Vergeßlichkeit, Gleichgewichtsstörungen u.ä.) empfehlen Therapeuten, einer eventuell vorhandenen, unerkann-ten chronischen Übersäuerung entgegenzuwirken. Dies gilt gleichermaßen für den

* Diabetes. Hier sollte eine »frühzeitige Mitbehandlung im Säure-Basen-Gleichgewicht« erfolgen, was sich erfahrungsgemäß schützend im Hinblick auf die gefürchteten Folgekrankheiten (Gefäße, Augen u.ä.) auswirkt. Für Patienten, die unter

* Migräne leiden, stellen Entsäuerungs- und Entgiftungskuren eine willkommene Alternative dar. Hier wird des öfteren von dauerhaften Heilungserfolgen berichtet.

Besonders heikel, aber auch interessant, sind gewisse Erfahrun-gen, die zu zwei besonders bedrückenden und weit verbreiteten, überaus komplexen Leiden gesammelt wurden, nämlich zum

* Krebs sowie den

* rheumatischen Erkrankungen.

In letzterem Falle könnte es so sein, daß -wie dies L. Wendt vermutete- sog. »Lokalazidosen«, also auf bestimmte Geweberegionen konzentrierte Säurestauungen, die Schmerzattacken auslösen. Eine Besserung ist nach dieser Sichtweise nur durch eine langwierige Entgiftungsbehandlung in Verbindung mit basenreicher Kost zu erreichen und erhoffen.

Krebsleiden schließlich werden schon lange mit gestörten Säure-Basen-Verhältnissen im Stoffwechsel (besonders der einzelnen Körperzellen) in Verbindung gebracht. Hier sei nur der schwedische Ernährungsreformer Are Waerland zitiert: Was den Krebs betrifft, »so können wir sagen, daß die Übersäuerung eine der Voraussetzungen und Vorstadien dieser Krankheit ist. Diese Neutralisierung kann nur durch die Mithilfe von alkalischen Salzen geschehen, wobei die Mineralien Kalium, Kalzium, Natrium und Magnesium die Hauptrolle spielen. Diese fehlen aber in der animalischen Nahrung. In Grüngemüsen, in Schalen und Hüllen der Getreidekörner, in wildwachsenden Pflanzen sind sie reichlich vorhanden«.

Diese kurze Übersicht zeigt bereits: die Naturmedizin mißt dem gut ausbalancierten Säure-Basen-Haushalt für unser Wohlergehen erhebliche Bedeutung zu. Praktisch alle Erkrankungen, so urteilt man, stehen in Verbindung mit Ungleichgewichten in diesem wichtigen Grund-Regulationsbereich. Wenn auch die Therapie Sache und Domäne des Arztes oder Heilpraktikers bleibt, eröffnen sich aus einem solchen Blickwinkel ausgesprochen erfreuliche Perspektiven für den Patienten oder für Menschen, die verantwortlich mit ihren Körpergaben umgehen möchten. Denn durch eine geeignete Nahrungsauswahl ist es jedem einzelnen von uns überlassen, dem Stoffwechsel genügend »Puffersubstanzen« zuzuführen, so daß die Regulationsmechanismen des Stoffwechsels weder kurzfristig noch auf lange Sicht überfordert werden.

In diesem Zusammenhang möchten wir nochmals jenen Gesichtspunkt hervorheben, der uns eingangs schon begegnet ist, und dessen Bedeutung wir uns immer wieder vor Augen führen sollten:

Das Bindegewebe als Schlüssel zur Gesundheit

Den Körperorganen gehört in der Regel die ungeteilte Aufmerksamkeit des Gesundheitsbewußten und erst recht des Kranken. Ob die »Pumpe« noch mitmacht, Leber und Nieren ihren Dienst tun, ist sicher für das Überleben und unser begleitendes, mehr oder weniger ausgeprägtes, Wohlergehen eine wichtige Frage.

Trotzdem: es gibt wahrscheinlich ähnlich bedeutsame, ja vielleicht sogar wichtigere Dinge zu bedenken und zu besorgen.

Zu diesen Besonderheiten, die üblicherweise unverdient im Hintergrund des Interesses bleiben, zählt das *Bindegewebe*. Und dabei hat man es mit einigem Grund einmal das »größte den Organismus ganzheitlich durchziehende System« genannt.

Hier, in diesen ganz eigenen Arealen des Körpers, wirken Funktionszellen, feine Blutgefäße und Nerven einträchtig (unter optimalen Bedingungen) und auf höchst komplexe Weise zusammen.

Das Geschäft, das sie zu besorgen haben, ist der *Austausch.* Energie, Wirkstoffe, Bausubstanzen müssen herantransportiert, verbrauchtes Material, Stoffwechsel-Zwischenprodukte müssen weggeschafft werden.

Bei letzterer Aufgabe fungiert das Bindegewebe gewissermaßen als »Vor-Niere«, als vorgeschaltetes Filterorgan (Volhard).

Funktioniert das Zusammenspiel der Kräfte, die wechselseitige Flut von Bau- und Abbaustoffen nicht perfekt, so kann es leicht zu sog. »*Verschlackungen*« kommen.

Dieser Begriff ist populär geworden, es wird jedoch auch heftig um ihn und seine Berechtigung gestritten.

Die Schulmedizin hält ihn für »unwissenschaftlich«: denn der Körper ist kein Hochofen, so sagt man, und deshalb entstehe in ihm auch schwerlich so etwas wie Schlacke.

Eine solche offenkundige Polemik wendet sich jedoch gegen denjenigen, der sich ihrer bedient, wie der Arzt Pirlet einmal demonstriert hat. Denn die Medizin spricht ja auch von Entzündungen, wo keine Flammen im Spiel sind. Die Ernährungsphysiologie untersucht die Verbrennungsprozesse der Kohlenhydrate und Fette, ohne dabei Feuer- und Rauchentwicklung vorauszusetzen.

»Schlacken« sind ganz einfach -im allgemeinen- Substanzen, die beim Stoffaustausch als Zwischen- oder Endprodukte gebildet werden, sowie -im besonderen- ebendiese Stoffe, die aus irgendwelchen Gründen nicht oder nur teilweise aus den Körpergeweben, die sie ganz regulär passieren müßten, entfernt werden.

Zur Verdeutlichung seien hierzu noch einige Beispiele genannt:

* Wenn sich im Verlaufe von arteriosklerotischen Gefäßleiden die Arterien verengen, kann man dies auch so interpretieren, daß die Gefäßwände »verschlacken«. Es sind eigene Stoffwechselprodukte der umliegenden Gewebe und Zellen, die hier -wie einmal plastisch formuliert wurde- »verbacken« werden, ein Prozeß, der schließlich zu gravierenden Funktionseinbußen führt (Durchblutungsstörungen, Infarkt).

* Ähnliche Abläufe spielen sich bei bestimmten Hirnerkrankungen ab, die gegenwärtig auf dem Vormarsch sind (insbesondere die gefürchtete Alzheimer Krankheit). Komplex gebaute Eiweißstoffe entstehen gewissermaßen »auf Halde« und unterbinden schließlich die Kommunikation der Nervenzellen. Das Gedächtnis leidet, ebenso die Konzentration und schließlich die Orientierung überhaupt.

* Man vermutet, daß Schlacken auch bei der Entstehung von rheumatischen Erkrankungen und dem Altersdiabetes beteiligt sein könnten. Durch Fehlernährung und daraus resultierende chemische Irrläufer im Organismus kommt es nach L. Wendt dazu, daß sich die Basalmembran -die Kontaktstelle zwischen Funktionszellen und Bindegewebe- verdickt. Dies erschwert einerseits die Versorgung der Zellen (u.a. mit Glukose, der Speicherform der Kohlenhydrate). Andererseits behindert es den Abtransport von Abbauprodukten - auch dies ein deutlicher Hinweis auf die Bedeutung stimmiger Stoff-Austausch-Verhältnisse im Körper.

Das Geheimnis der »mittleren« Kammer

Oder: Warum praktisch alle chronischen Krankheiten heilbar sind!

Auf den Prozeß der Bindegewebsverschlackung wollen wir an dieser Stelle nochmals ausführlicher eingehen, weil dazu in jüngster Zeit bemerkenswerte Untersuchungen an renommierten Universitätsinstituten durchgeführt werden konnten. Sie zeigten die wahre Bedeutung der hier angesiedelten Regulierungsmechanismen eindrucksvoll auf. Ja, man kann sagen, daß sich -für die bislang fast durchweg skeptische Schulmedizin einigermaßen überraschend- gerade im Hinblick auf das Bindegewebe ein faszinierendes Forschungsfeld aufgetan hat, das eine von manchen Experten lange schon vermutete **enge Verbindung zum Säure-Basen-Haushalt und zu den Gefahren einer Azidose (Übersäuerung) von Geweben nahelegt und sogar belegt.**

Wir wissen: Das Blut schafft Sauerstoff, Nähr- und Wirkstoffe an Organe und Zellen, Muskelfasern und Nerven heran. Doch zu diesen »Endabnehmern« besteht kein »direkter Draht«, wie schon H. Schade in den 30er Jahren nicht müde wurde, zu betonen. Er verwies darauf, »daß keinerlei Flüssigkeitsaustausch zwischen Blut und Parenchymzellen [= Organgewebe] oder umgekehrt vor sich gehen kann, ohne daß das Bindegewebe durchwandert werden muß«.

Dafür prägte er den **Begriff des 3-Kammern-Systems:** Blut-Bindegewebe-Organzellen (in anderen Worten: Kapillare-Grundsubstanz-Zelle). In der Mitte steht als Drehscheibe und Entscheidungszentrum (für unser Wohlergehen) das Bindegewebe. Und dieses ist Auffang- und Speicherkammer für saure Stoffwechselprodukte, wie F.F. Sander später zeigen konnte. Solche sauren Stoffwechselprodukte sind keine Erfindung von Entsäuerungstherapeuten. Sie entstehen vielmehr ganz natürlicherweise in den Organzellen während des Prozesses der Energiegewinnung (innere Atmung), wenn durch oxidative Vorgänge Nährstoffe

»verbrannt« werden. Die Säuren müssen rigoros aus den Zellen entfernt werden, und dies geschieht auch unter allen Umständen. So gelangen sie ins Zwischenlager Bindegewebe, in die »mittlere Kammer« also.

Auch dies ist noch kein Unglück, sondern der naturgemäß vorgesehene Ablauf. Während des Tages kommt es nämlich in Verbindung mit der Nahrungsaufnahme -dies war eine der bedeutenden Entdeckungen Sanders- zum »Basenfluten«, wodurch im günstigen Falle die sauren Stoffe ins Blut zurückgelöst und abtransportiert werden. Der Blutstrom führt sie sodann Leber und Nieren zur Entgiftung und Ausscheidung zu.

Wenn dies allerdings nicht funktioniert, dann kommt es zur allmählichen Anpassung an die mißliche Lage, einem hochriskanten Krisenmanagement. Immer mehr Maschen des Filters der »dritten Kammer« werden undurchlässiger bzw. weniger flexibel. Der Körper versucht, die Stoffaustauschprozesse auf dieser Basis neu und notwendigerweise auf niedrigerem Niveau auszubalancieren. Parallel dazu kommt es zu einer latenten bis manifesten Übersäuerung, und diese geht dann z.B. mit Erkrankungen des rheumatischen Formenkreises einher, bei denen stets Gewebsazidosen vorliegen. Dies konnte durch Blutplasma-Bestimmungen oder den Aziditätsquotienten des Harns (nach Sander) gezeigt werden.

Über leichte Anfangsstadien und zunehmende Funktionseinbußen kommt es dann zum Kollaps des Systems: »Schließlich ist eine normale Funktion der Regelsysteme nicht mehr möglich, der Zustand ist chronisch geworden«. Die herkömmlichen Therapien -die z.B. Abwehrreaktionen des Körpers unterdrücken- kommen gegen das eingetretene Dilemma nicht an, treiben die Ausnahmesituation sogar noch auf die Spitze. Dazu führt Prof. H. Heine, Leiter des Anatomischen und Klinisch-Morphologischen Instituts der Universität Witten/Herdecke, folgendes aus (und zwar ganz ausdrücklich nicht nur im Hinblick auf den rheumatischen Formenkreis): »Jede chronische Krankheit beginnt daher zunächst mit lokalen, "versteckten" Azidosen, die in eine globale, latente Azidose der Grundsubstanz mit entsprechend entzündlichen Zellreaktionen und schließlich in einer Etablierung eines Circulus vitiosus mit zunehmendem Verlust der Regelmöglichkeiten ("Erstarren") der Grundsubstanz bei manifester Azidose enden«.

Dieses Eskalations-Muster läßt sich auch auf andere chronische Krankheiten übertragen.

Eine Chance auf Heilung eröffnet nach Prof. Heine allein »der Abbau der chronischen Azidose (u.a. durch Heben der Alkalireserven und Radikalenfang [u.a. Gemüse, Hülsenfrüchte, Vitamin C])«. Dazu jedoch, so sein bedauerndes Fazit, gibt es keine schulmedizinische Therapie, »die die Azidose beseitigen könnte, es ist eher das Gegenteil der Fall«.

Grundsätzlich gilt, und wir werden dies weiter unten noch erläutern: Heilung ist (fast) immer möglich. Dies hängt damit zusammen, daß biologische Systeme nicht nach der JA/NEIN-Logik funktionieren und »krank« nicht abrupt auf »gesund« folgt. Kennzeichnend ist vielmehr immer eine stufenweise Vor- und Rückwärtsbewegung (ein »Einpendeln« also), die permanente Anpassung. Diese biologische Logik nennt man eine WENN/DANN-Regelung.

Noch ist auch der bereits deutlich »gezeichnete« Patient deshalb nicht verloren. Denn die Möglichkeit, den inneren »Filter Bindegewebe« wieder zu reinigen, selbst bei schon verfestigter Übersäuerung und bei fast heillos überforderten körpereigenen Regulierungskräften, besteht tatsächlich. Hier kommt, wie wir im Buch erfahren haben, der Ernährung eine Schlüsselrolle zu. Die Basen-Plus-Ernährung (siehe weiter unten) eröffnet die Möglichkeit, direkt in den Prozeß des notwendigen regelmäßigen Ausflutens von sauren Nahrungsstoffen einzugreifen. Und wer noch mehr tun will, kann eine Azidose-Therapie nach Dr. Renate Collier durchführen und durch die dabei praktizierte Bindegewebsmassage die so sensible wie wichtige mittlere Kammer wirkungsvoll entgiften und damit wieder zu einem Hüter für unsere Gesundheit machen.

Der Filter - ein variables Molekularsieb von hoher Präzision

Wir kommen im Zusammenhang mit dem Bindegewebe des öfteren auf dessen Filterfunktion zu sprechen. Auch hierbei handelt es sich nicht um eine laienhafte, populärwissenschaftliche Vereinfachung. Das Bild ist vielmehr wörtlich zu verstehen. Die Strukturen für dieses Sieb liefert die **Grundsubstanz** (nach Pischinger, 1954; der führende Experte ist heute auf diesem Sektor Prof. Hartmut Heine). Sie durchzieht alle Räume zwischen den Zellen, und im Gehirn beispielsweise besteht das Bindegewebe praktisch nur aus der Grundsubstanz. Beschreiben läßt sie sich als »Maschenwerk aus hochpolymeren Zucker-Protein-Komplexen«. Die bekanntesten Vertreter solcher Komplexe sind sicher Kollagen und Elastin; es gibt aber zahlreiche weitere strukturbildende Kohlenhydrat-Eiweißverbindungen. Bei der Regulierung dessen, was dieses »Molekularsieb zwischen Endstrombahnen und Zellen« passieren kann -denn der Filter ist nicht starr und unverrückbar auf einen bestimmten Maschendurchmesser eingestellt-, spielt unter anderem der pH-Wert bzw. das Angebot an Mineralstoffen eine wichtige Rolle.

Das Bindegewebe als »Vor-Niere«

Wie wichtig das Bindegewebe ist, zeigt der Umstand, daß man es in der Forschung auch als »Vorniere« bezeichnet hat. Der »extrazelluläre Raum« wirkt nach Auffassung z.B. von Schade und Sander »wie ein selektiver chemischer Filter« (Prof. H. Heine) zum Schutz solcher Gewebe, für die gleichbleibende biochemische Verhältnisse überlebenswichtig sind. Das Bindegewebe ist also noch mehr als ein Ausscheidungsorgan: es fungiert als Regulator, der lebenswichtige Funktionszellen und Gewebe schützt: »Während die Nieren ständig saure Valenzen ausscheiden, füllt und leert sich das kollodiale Bindegewebe, je nachdem, ob die Säuremenge der Gewebssäfte über einer bestimmten Konzentration oder unter ihr liegt« (Sander).

Prof. Heine betont, daß sehr viele moderne Verhaltensweisen (besser: Fehlverhalten) die Azidose begünstigen. So z.B. der Streß. Ein »Sympathikotonus« führt zur »azidotischen Stoffwechsellage«. Ähnliche Zusammenhänge lassen sich auch am Beispiel des Übergewichts demonstrieren. Hier wird es den Betroffenen gewissermaßen zum Verhängnis, daß als Folge übermäßig zugeführter Portionen an Kohlenhydraten, Eiweiß, Fett am Ende der Stoffwechselkette (im Bindegewebe!) viele saure Stoffwechsel-

produkte gespeichert werden, was »die Gefahr der Verschlackung und Entwicklung latenter Azidose fördert«. Dies ist der eigentliche Grund dafür, daß die zusätzlichen Pfunde das Risiko erhöhen, etwa an Rheuma (z.B. einem Gichtanfall) zu erkranken. In solchen krisenhaften Zuspitzungen kann die latente Azidose nach den Erkenntnissen von Prof. Heine durch Zufuhr basischer Elemente sowie eine geeignete Darmpflege (Darmreinigung, Darmmassage) »durchbrochen« und eine Besserung herbeigeführt werden.

Erfreuliche Konsequenzen aus den neuesten Befunden

Prof. Heine weist auch auf einen bedeutsamen und erfreulichen Gesichtspunkt hin, den wir hier nochmals herausstellen möchten: Die eingetretenen biochemischen Fehlsteuerungen, falschen Reaktionsabläufe, Azidosen und Verschlackungen entwickeln sich ganz allmählich. Er prägte dafür den Begriff des »stufenweisen Ausfalls«. Dies bedeutet aber gleichzeitig, daß der wünschenswerte Zustand des Systems (= Gesundheit) **»durch Selbstorganisation und/oder therapeutische Unterstützung prinzipiell rehabilitationsfähig ist«.**

Man kann diesen bemerkenswerten Tatbestand vielleicht mit einem Bild anschaulich machen: Ein Rundfunksender ist unter normalen Verhältnissen gut und klar zu hören, naht jedoch ein Gewitter mit elektromagnetischen Turbulenzen, dann wird der Empfang schlechter (= noch unerkannte Azidose) und die Signale können bis zur Unkenntlichkeit schließlich verzerrt werden (= manifeste Azidose). Klärt sich die Atmosphäre wieder, verschwindet auch die Empfangsstörung. Im Falle der Übersäuerung geschieht eine Normalisierung natürlich nicht ohne unser Zutun. Der Betroffene muß dazu beitragen, durch Abbau von Übergewicht beispielsweise, eine neue Art, mit Belastungen umzugehen (Streßmanagement), basenüberschüssige Ernährung (in diesem Falle im Verhältnis 7:1) und unter Umständen durch zusätzliche unterstützende Maßnahmen, z.B. mit Hilfe säurelösender und -mobilisierender Techniken wie der Azidose-Massage (siehe weiter unten).

Das Modell der »Heilung« oder besser »Gesundung durch

Entsäuerung« stellt der düsteren schulmedizinischen Perspektive bei chronischen Leiden eine hoffnungsfrohe, aussichtsreiche, aktiv von jedermann umsetzbare wirkliche Alternative gegenüber.

Dies macht ein aktuelles Beispiel deutlich: Die Rheuma-Liga warnt in einer Anzeige vor Versprechungen unseriöser Scharlatane und schreibt sinngemäß: wer Heilung von Rheuma verspricht, hat sich schon selbst als Hochstapler entlarvt, weil eine solche nicht möglich ist.

Natürlich sind die Motive, die hinter einer solchen Aussage stehen, durchaus ehrenwert: es soll Geschäftemachern, die mit billig produzierten und teuer vermarkteten, unwirksamen Tinkturen und Einreibemitteln absahnen wollen, das Handwerk gelegt werden.

Aber der sicherlich gute Wille, die beste Absicht darf sich nicht als Wahrheit gerieren. Tatsache ist, daß bei vielen chronischen Erkrankungen (Arteriosklerose, Stoffwechselleiden, rheumatischer Formenkreis) die Grundregulationen gestört sind. Und es gehört geradezu zu den ganz eigenen, prägenden, kennzeichnenden Eigenschaften dieser Basis der Lebensprozesse, daß ihre Richtung grundsätzlich offen ist, also gesteuert werden kann, wenn auch nicht durch Medikamente. Schlechte Gewohnheiten richten den Pfeil auf allmählichen Funktionsverlust, Erstarrung. Doch die verfestigten »neuen Verhältnisse« (Krankheiten) können auch wieder aufgebrochen und in Richtung Austauschaktivität modifiziert werden. Der verklebte, verschlackte Filter Bindegewebe kann Zug um Zug gereinigt werden, und damit in Verbindung entstehen dann gleichzeitig die Voraussetzungen für ein Aufblühen von Gesundheit, Lebensfreude, jugendlicher Spannkraft.

Dies ist die optimistische »frohe Botschaft« unseres Buches, und um ihr zu folgen, muß man nicht blind glauben: es gibt für diese Deutung des Krankheits- und Gesundungsgeschehens genug wissenschaftliche Zeugnisse und »wasserdichte« Argumente!

Die Azidose-Therapie nach Dr. Renate Collier

Entsäuerungstherapie - praktisch!

Bevor wir mit unserem Modell der »Basen-Plus-Ernährung« im nächsten Kapitel einen sicheren Weg aufweisen, um beim Widerspiel der Säuren und Basen eine gesunde, verträgliche, bekömmliche Balance zu halten, sei noch ein ungewöhnliches Therapieverfahren angesprochen, das sich gerade die Beseitigung von Gewebs-Azidosen zum Ziel gesetzt hat.

Denn all jenen, welche die Übersäuerung als tatsächliches Problem des zivilisatorischen Lebensstils erkannt haben, stellt sich natürlich sofort die Frage: Wie baue ich eine z.T. jahrzehntelang »aufgestaute« Übersäuerung risikofrei und am besten medizinisch kontrolliert wieder ab? Zwar findet der Säure-Basenhaushalt heute immer mehr Interesse bei Ernährungsexperten, wie beispielsweise auch der Umstand belegt, daß die renommierte Gesellschaft für Unabhängige Gesundheitsberatung Deutschland e.V. (UGB) darüber eine wichtige Veranstaltung abgehalten hat. Dies ist sehr erfreulich, aber bei einem solchen Forum von Fachwissenschaftlern bleibt natürlicherweise vieles allzu theoretisch.

Anfang der 90er Jahre, Gießen: Die UGB-Fachtagung »Säure-Basen-Haushalt und Vollwert-Ernährung« findet ein großes Echo sowohl in der Fachwelt wie bei Laien. Bekannte Ernährungsexperten wie z.B. Prof. Claus Leitzmann oder Prof. Karl Pirlet zählen ebenso zu den Referenten wie Dr. Renate Collier oder Prof. Hartmut Heine.

Letzterer wies z.B. auf die große Bedeutung der Grundsubstanz, eines Teils des Bindegewebes hin. Diese Substanz wird beim Nährstoffaustausch durchströmt, und hier können tatsächlich Säuren gewissermaßen aufgefangen werden. Dadurch kommt es zu einer »Verschlackung der netzförmig angeordneten Moleküle«.

Fehler in der Lebensführung, fortgeschrittenes Alter, Streß, Schadstoffe (Schwermetalle) fördern diesen unerwünschten Prozeß. Das Gewebe kann sich nicht mehr regenerieren. Vorzeitige Alterserscheinungen, psychische Störungen u.ä. können die Folge sein.

Dr. Karl Windstosser erklärte auf derselben Veranstaltung, daß der latenten Azidose (siehe weiter unten) eine »besondere Bedeutung als Vorstufe von Krebs zugemessen werden« müsse. Während der pH-Wert des Urins beim Gesunden im Tagesverlauf von basisch bis sauer schwanke, so Dr. Windstosser, liege er beim Krebskranken nur im sauren Bereich.

Deutlich wurde, daß der moderne Lebensstil tatsächlich »Säure-Risiken« mit sich bringt, abhängig, wie Prof. Leitzmann betonte, von »Aspekten wie Veranlagung, Alter, Lebensweise und Bewegung«.

Bekannt wurde auf der Tagung auch, daß z.B. synthetische Säuglingsnahrung eine zu hohe Säurebelastung aufweisen kann (Prof. Friedrich Manz vom Forschungsinstitut für Kinderernährung, Dortmund), was übrigens auch im Hinblick auf viele diätetische Lebensmittel für chronisch Nierenkranke gilt.

Angesprochen wurde darüber hinaus, daß gerade beim Fasten erhebliche Mengen an Säuren ausgeschieden werden, was sich deutlich am sauren Urin-pH-Wert zeigt und bei übergewichtigen Personen ausgeprägter ist (Dr.med. Christian Kuhn). Möglicherweise sollte in Zukunft beim Heilfasten einer bewußten »Säuren-Neutralisation« durch zusätzliche Basenspender mehr Aufmerksamkeit gewidmet werden.

Und schließlich gilt es auch daran zu erinnern, daß schon Are Waerland oder Dr. Bircher-Benner auf die Bedeutung eines ausgeglichenen Säure-Basen-Haushaltes hingewiesen haben, und daß entsprechende Überlegungen auch Grundlage der Trennkost nach Hay sind (hierbei werden bei den Mahlzeiten konzentrierte Eiweiß- und Kohlenhydrat-Nahrung systematisch getrennt).

Das Fazit von Prof. Leitzmann: Wie es zur Gewebsübersäuerung kommen kann, was sich dabei abspielt ist in der Wissenschaft noch umstritten. Es gibt aber aus der Naturheilkunde genug Hinweise auf »eine Ablagerung von sauren Valenzen im Bindegewebe und negative Folgen einer über Jahre dauernden

Anreicherung«.

Auch wenn die Fachwissenschaft also inzwischen »aufgewacht« ist und das Problem nicht mehr ignoriert: Der einzelne wird es schwer haben, bei Bedarf einen geeigneten, geschulten, fachkundigen Therapeuten zu finden. Bei Ärzten steht die Säure-Basen-Regulation des Körpers nur am Rande auf dem Ausbildungsplan (und die »Entsäuerung« erst gar nicht). Auch Heilpraktiker sind meist nicht speziell ausgebildet.

Hier schließt die Azidose-Therapie, wie wir sie im folgenden vorstellen wollen, eine wirkliche Lücke. Das Konzept dazu wurde von Dr. Renate Collier in vier Jahrzehnten intensiver Praxis- und Forschungsarbeit entwickelt und ist in seiner Art und Anlage im Moment ganz zweifellos beispielgebend und einzigartig.

Frau Dr. Collier (Jahrgang 1919) hat sich seit langem eine wirksamere Gesundheitsvorsorge zum Ziel gesetzt. Zu diesem Zweck gründete sie vor einiger Zeit den Verein »Lernen-Vorbeugen-Heilen«. Inzwischen sind daraus vielfältige Kursangebote, z.B. zur gesunden Ernährung oder Darmsanierung, hervorgegangen. Einen Schwerpunkt bildet hierbei die Azidose- oder Übersäuerungs-Therapie, die in Kursen und Seminaren an verschiedenen Orten angeboten wird. Auf diese Weise haben sich auch bereits einzelne regionale Gruppen mit ausgebildeten Übungsleitern zusammengefunden. Das dabei praktizierte Säure-Fasten nach Dr. Renate Collier -eine intensive Form der Entsäuerung- sei im folgenden etwas ausführlicher beschrieben.

Geschichte und Hauptmerkmale der Azidose-Therapie

Die Ärztin und Ernährungstherapeutin Dr. Renate Collier arbeitete anfangs als Kneipp-Ärztin und studierte dann die Methoden der Darmsanierung, insbesondere die Darmreinigungskur nach Dr. Franz Xaver Mayr. Diese Spezialisierung sollte sich in vielfacher Hinsicht als sehr fruchtbar erweisen; momentan beispielsweise dokumentiert sich dies in einem aktuellen Sachbucherfolg. So hat der Titel »Die Darmreinigung« (erschienen im Gräfe und Unzer Verlag, München) innerhalb kurzer Zeit bereits mehrere Auflagen erlebt. Im Verlaufe der Praxistätigkeit und der konkreten Erfahrungen mit Patienten rückte ein vernachlässigter Teil unseres Körpergefüges in den Mittelpunkt: das Bindegewebe als »Zünglein an der Wage«. Es erwies sich, daß an diesem »mit Sicherheit Zustand und Verlauf des Krankheitsgeschehens« (Dr. Collier) am Patienten abgelesen werden konnte und die Azidose gerade auf dieser Ebene oft nur schwer zu beseitigen war. Ein neuer Ansatz schien deshalb das Gebot der Stunde. Dieser eröffnete sich durch zusätzliche Studien und Anregungen. Beispielsweise in Gestalt der Forschungen von Dr. Sander, der in den 50er Jahren eines der (nach Ragnar Berg) frühesten Werke zum Thema »Der Säure-Basenhaushalt des menschlichen Organismus und sein Zusammenspiel mit dem Kochsalzkreislauf und Leberrhythmus« sowie dessen gesundheitliche Auswirkungen geschrieben hatte. Von ihm stammt, wie wir bereits gesehen haben, der Begriff »Basenflut«, die Erkenntnis also, daß es auch bei der Produktion oder Ausscheidung von Säuren bestimmte Rhythmen gibt, und daß diese für die Behandlung und die Vermeidung von Risiken von Bedeutung sind. Dr. Collier konnte während ihrer Tätigkeit als Leiterin eines Kurheims die Thesen F. Sanders in praktischen Versuchen mit etwa 60 Patienten (jeweils drei- bis vierwöchige Kuren) bestätigen. Regelmäßig vorgenommene Messungen bei Harnproben ergaben, »daß tatsächlich große Säuremengen durch die Kurmaßnahmen ausgeschieden wurden«. Außerdem zeigte sich im Verlauf der Untersuchung, daß »durch mehr oder minder große Zufuhr von basischen Mineralstoffen und erhöhter Flüssigkeitszufuhr die Säureausscheidung vermehrt und der Aziditätsquotient verändert werden konnte«.

Zur Person: Friedrich F. Sander

Er brachte, in den Worten des bekannten Krebsforschers Professor Werner Zabel, zum ersten Mal Klarheit »in gewissen Fragen des Mineralhaushaltes, vor allem des Säure-Basenhaushaltes« und vollendete damit das Werk Ragnar Bergs. Sander gelangte bei seinen Untersuchungen zur Überzeugung, daß praktisch alle Zivilisationsleiden (chronische Krankheiten) auf einer Entgleisung des natürlichen Säure-Basenhaushaltes beruhen, und daß eine wirkliche Heilbehandlung nur möglich ist, wenn die grundlegend gestörten, entgleisten Prozesse wieder normalisiert würden. Da insbesondere in der Ernährung die

»Wurzeln des Krankheitsgeschehens« zu suchen sind -und zwar für verschiedenartigste Krankheitsbilder- erwies sich das Werk von F. Sander auch »von großer praktischer Bedeutung«. Dies gilt z.B. für den »Azidiätsquotienten des Harnes«, eine Untersuchungsmethode, die Sander in die medizinische Diagnostik einführte. Manche Ärzte halten auf solche preiswerten und einfach durchzuführende Maßnahmen noch immer große Stücke und sind überzeugt, daß sie sich den üblichen Bluttests und elektrophoretischen Untersuchungen als durchaus ebenbürtig erweisen - obwohl sie heute im »ärztlichen Labor« kaum mehr eine Rolle spielen. Prof. Zabels zusammenfassende Einschätzung: »Die Theorie des Mineralstoffwechsels ist durch die Ausführungen von F. Sander über die verschiedenen Stufen der Azidose vor allem durch den Begriff der latenten Azidose bereichert worden, und wer mit diesen Methoden erst einmal gearbeitet hat, wird sehr bald sehen, eine wie große Hilfe in der Therapie ihm dieser Begriff leistet«.

Zur Person: Franz Xaver Mayr

Berühmt wurde er durch seine sog. »Milch-Semmel-Kur«, die zum Ziel hat, die Verdauungsabläufe neu zu ordnen und den Organismus »von der Wurzel her« zu erneuern. Mayr wird mit den Worten zitiert: »Die Säure ist das Zellgift schlechthin«, und er sah hierin in seinen späteren Jahren auch eine Hauptursache für die Zunahme an Krebserkrankungen.

Zur Person: Ragnar Berg

Der schwedische Chemiker Ragnar Berg (1873-1956) wirkte vorwiegend in Deutschland und erlangte besonders durch seine Ernährungsstudien in der ersten Jahrhunderthälfte große Bedeutung. Unter anderem war er in den Jahren 1909 bis 1921 im seinerzeit legendären Naturheilsanatorium »Weißer Hirsch« in Dresden tätig. Schon früh verfaßte er grundlegende Werke zur »richtigen« menschlichen Ernährung, so z.B. die Arbeit »Die Nahrungs- und Genußmittel« (1920). Berg hat maßgeblich dazu beigetragen, daß man schließlich die wichtige Rolle der Mineralstoffe für die menschliche Gesunderhaltung schätzen lernte.

Zusätzlich entdeckte Dr. Collier eine
Entsäuerung besonders hilfreiche, unterstütz
Entschlackung und Darmsanierung: die
Schon Dr. Mayr hatte etwas ähnliches prak
»Darmtraining«), aber um die Einzelheiten ei
gemacht. Dr. Collier gelang es, die einze
rekonstruieren und weiterzuentwickeln, und
nützliche Technik in ihrer ärztlichen Praxis d
Erfolg anwenden.

Diese »Azidose-Massage« bewirkt ähnliches wie sportliche
Betätigung: sie bringt Kreislauf und Blutzirkulation in Schwung
und verbessert die Durchblutung. Basenreiches Blut durchströmt
das verschlackte Bindegewebe und vermag die eingelagerten
Säuren zu lösen. Dazu müssen aber natürlich die Voraussetzun-
gen stimmen und die notwendigen basischen Mineralstoffe mit
Hilfe der Nahrung bzw. in Form von Präparaten -vorzugsweise
mit pflanzlichen Mineralstoffen- zugeführt werden. Dann jedoch
ist es möglich, durch die Massage die »überfüllten Säure-Depots«
zu mobilisieren und die krankmachende Fracht zu lösen und
auszuscheiden.

Im Zusammenhang mit der Azidose-Massage stellte Dr. Collier
übrigens auch fest, wie sich eine Übersäuerung durch einen
einfachen manuellen Befund diagnostizieren läßt, ohne daß dafür
aufwendigen Laboruntersuchungen vorgenommen werden
müssen. Denn wie schon Sander erkannte, ist es ein typisches
Kennzeichen der Azidose, daß durch die eingelagerten Säuren die
kollagenen Bindegewebsfasern »sklerosieren«, also hart werden.
Diese lassen sich, mit einiger Erfahrung, leicht ertasten.

...mmenfassung: Merkmale der Azidose-Therapie nach Dr. Collier

Im Laufe der Jahre wurde das ursprüngliche Konzept zwar vielfach ergänzt, variiert, fortentwickelt. Die Therapie ruht aber weiterhin auf folgenden Ansätzen:

Grundgesetze der Gesundheit im Säure-Basen-Gleichgewicht:

* **»Gesundheit ist abhängig vom Zustand des Säure-Basen-Haushaltes«.**

* **»Die normale Funktion des Säure-Basen-Haushaltes hängt ab von der richtigen Menge basenüberschüssiger Kost. Für Gesunde: Säure und Basen im Verhältnis 1:4; für Kranke im Verhältnis 1:7«.**

* **»Beginnende leichte Entgleisungen des Säure-Basen-Haushaltes sind an der "latenten Azidose" (Sander) kenntlich«.**

* **»Die latente Azidose, die aus einer Anreicherung von Säure-Valenzen im kollagenen Bindegewebe des Körpers besteht, ist leicht durch Befühlen und Betasten der Haut festzustellen und kann durch intensive »Azidose«-Massagen mobilisiert und zur Ausscheidung gebracht werden«.**

Bei der Therapie selbst kommt es darauf an, daß zwei Grunderfordernissen Rechnung getragen wird: 1. angesammelte, gespeicherte Säuren müssen ausgeschieden und 2. die Fehlverhalten, die zur Übersäuerung geführt haben müssen beseitigt werden. Dies geschieht durch ein wohldurchdachtes System an Maßnahmen:

1. **Darmsanierung nach den Prinzipien von Dr. F. X. Mayr**. Dabei kommt einem speziellen »Säure-Fasten« eine zentrale Rolle zu. »Säure-Fasten ist eine sanfte aber tiefgehende Form der Körperentschlackung ohne zu hungern oder einseitige Diät« (Rosemarie Holzer, Azidose-Beraterin). Willkommener Nebeneffekt: Wiederherstellung oder Stärkung der physiologischen, gesunderhaltenden Bakterienbesiedelung des Verdauungstrakts

(Darmflora).

2. **Sanierung des Säure-Basen-Haushalts nach Dr. Sander**. Das Ausmaß der Gesundheit hängt, so die Regel von Dr. Collier, »vom mehr oder minder säurebefreiten Zustand des kollagenen Bindegewebes ab«.

3. Anwendung **bestimmter Massagemethoden** (Azidose-Massage), durch die Säure-Depots mobilisiert und entleert werden.

Die »Azidose«-Massagen müssen durch Basen-Zufuhr mittels geeigneter Präparate unterstützt, und es muß reichlich Flüssigkeit aufgenommen werden.

Auf jeden Fall ist es unbedingt notwendig und unerläßlich, daß eine »langsame Umstellung der Kost in Richtung Basenüberschuß erfolgt«. Auch hier gilt: Ergänzt werden muß diese, zumindest am Anfang, durch basenüberschüssige Präparate, von denen mehrere angeboten werden und unter denen sicher den pflanzlichen Mineralstoffen der Vorzug eingeräumt werden sollte.

Und schließlich: Wichtig ist es auch, im Kurverlauf auf allergische Reaktionen und ein ausgeglichenes seelisches Gleichgewicht zu achten. Ansonsten könnte der Gesundungs- und Entsäuerungsprozeß gestört werden. Natürlich sollte auch für ausreichend Bewegung gesorgt werden.

Praktischer Rat: Informationen zum »Säure-Fasten« und der Azidose-Therapie nach Dr.med. Renate Collier gibt es beim **Verein »Lernen-Vorbeugen-Heilen e.V.«**, Rosenanger 10, 31595 Steyerberg. Oder Sie wenden sich an eine Regionalgruppe, z.B. die Azidose-Gruppe Baden. Dort arbeitet man nach den Prinzipien der Selbsthilfe und dem Motto: »Wir wollen nicht nur theoretisches Wissen, wie z.B. über das Verdauungssystem, den Säure-Basen-Haushalt und über die Ernährung vermitteln, sondern auch praktische Anleitung geben zu Methoden der Körperentschlackung oder zur Handhabung der Basenkost«.

Auf diesem Weg soll der Interessierte begleitet werden, in der Überzeugung, daß »uns das Einfache und Natürlich oft mehr helfen kann als irgendwelche komplizierte und teure Kurse, Diäten, Kuren, Therapien usw.« (Rosemarie Holzer).

Information: **Azidose-Gruppe, Region Baden**, Schulstr. 63, 76689 Karlsdorf-Neuthard.

Exkurs: Ein »Meilenstein« der Säure-Basen-Forschung

Dr. Kerns Langzeit-Prospektiv-Studie zum Herzinfarkt

Der Name ist weiter oben schon einmal kurz erwähnt worden: Ein sehr erfolgreicher Vertreter der Azidose-Therapie war lange Zeit Dr. Bertold Kern, ein Stuttgarter Internist und Kardiologe. »War« deshalb, weil Dr. Kern inzwischen aus Altersgründen nicht mehr praktiziert. Seine Forschungen und praktischen Erfahrungen mit Patienten hatten jedoch zwischenzeitlich große Aufmerksamkeit gefunden und wurden z.B. von dem mittlerweile verstorbenen Medizin-Journalisten Peter Schmidsberger zumindest in den Medien verbreitet. Er machte sich vehement dafür stark, das Akut-Entsäuerungsmittel Strophantin zur Herzinfarkt-Prophylaxe einzusetzen.

Strophantin

Ein pflanzliches Arzneimittel (Glykosid), gewonnen u.a. aus dem Samen von Strophantus gratus. In der Medizin lange Zeit zusammen bzw. in Konkurrenz mit Digitalis, einem anderen Glykosid, eingesetzt. Schon vor 100 Jahren galt Strophantin als »mächtigstes aller Herzmittel«. Es soll in der Lage sein, die bei Herzschädigungen gestörte Sauerstoffverwertung und die daraus resultierende Säuerung (= Angina pectoris) oder Übersäuerung (= Herzinfarkt) zu beseitigen sowie die Sauerstoffausnutzung wieder zu normalisieren. Dr. Kern: »Bekommen herzmuskelgeschädigte Kranke mit Herzbeschwerden, Infarktgefahr, auch Infarkte in ihrer Vorgeschichte laufend Strophantin, so werden und bleiben sie beschwerde- und infarktfrei«.

Dr. Kern ging von der Überzeugung aus, daß die meisten Menschen in den Wohlstandsländern übersäuert sind, und daß eine solche latente Azidose sich auf alle Lebensprozesse nachteilig auswirkt und geradezu zur »größten Epidemie der Menschheitsgeschichte« geworden ist: »Fast alle Organe, Gewebe, Zellen, Funktionen des Organismus werden durch Säuerung gestört, geschädigt, vorzeitig gealtert, teils sogar vernichtet, die Kapillardurchblutung der Organe wird durch Säuerung vermindert oder blockiert«. Als schlimmste »Säurekatastrophen« benannte Dr. Kern den Herzinfarkt und Schlaganfall. Um solchen

Ereignissen, Unfällen vorzubeugen, müssen rechtzeitig Entsäuerungsmaßnahmen getroffen werden. Dr. Kern nannte dies die »Allgemein-Entsäuerung«. Sie entspricht ungefähr der von uns empfohlenen Basen-Plus-Ernährung und besteht vor allem in einer verstärkte Zufuhr »neutralisierender Alkali-Mineralien«. Letzteres kann durch Mineralstoff-Präparate sichergestellt werden, besser noch durch besonders basenreiche Nahrungsmittel.

Bis heute kontrovers diskutiert -und zumeist abgelehnt- wird Dr. Kerns Deutung des Herzinfarkts als Folge einer lokalen Übersäuerung (Azidose-Katastrophe) und seine Überzeugung, daß das Herzmuskelmittel Strophantin einen solchen »hochgefährlichen« Mißstand beseitigen kann. Dr. Kerns Statistiken über Behandlungserfolge mit Strophantin sind beeindruckend, und es wäre zu wünschen, daß seine Ergebnisse von Kollegen unvoreingenommen überprüft würden.

Einsamer Rufer in der Wüste

Dr. Kern hat während seiner aktiven Zeit umfangreiche Aufzeichnungen und eine persönliche Erfolgs-Statistik bei insgesamt 15.000 Patienten geführt. Herausgekommen ist dabei eine bemerkenswerte Langzeit-Prospektiv-Untersuchung (»Stuttgarter Studie«, 1947-1967) auf der Basis von 55.000 Patientenjahren, die nachdenklich machen sollte. Während des Beobachtungszeitraumes kam es dabei zu nur 20 Infarkten (statistisch wären 530 zu erwarten gewesen); kein einziger der Betroffenen starb (statistisch gesehen hätten es 130 Infarkttote geben müssen).

Trotzdem wurde Dr. Kerns Deutung des Infarktgeschehens als »chemische Gewebszerstörung« (und nicht koronar verursacht) bislang fast völlig ignoriert. Nicht, daß Strophantin bei der Behandlung oder praktischen Erprobung versagt hätte. Die Medizin weigert sich schlicht und einfach, Dr. Kerns Deutungen zur Kenntnis zu nehmen.

Die Basen-Plus-Ernährung

Was gewinnen wir durch basenreiche Kost?

Erstaunlich viel, zieht man die sich widersprechenden Standpunkte der Experten zu diesem Thema in Betracht.

Denn eine basenüberschüssige Ernährung mit viel frischen, roh genossenen Früchten sowie die Aufwertung mit pflanzlichen Mineralstoffen (siehe weiter unten) kann in der Tat zu fast so etwas wie einer permanenten, vitalisierenden Frühjahrskur gereichen.

So ist beispielsweise bekannt, daß Harnsäure bei Basenkost leichter über die Nieren ausgeschieden wird als bei Vorliegen einer Azidose, und es steht auch zu vermuten, daß sich rheumatische Leiden und Gicht, Niereninsuffizienz und Diabetes bei solcher Kost günstiger entwickeln (Anemueller). Ein weiteres Indiz für derartige positive Effekte ist es, daß alle säureüberschüssigen Ernährungsformen (z.B. die Eiweiß-Diät nach Atkins) sich langfristig als äußerst belastend und risikoreich erwiesen haben und als Dauerernährung ungeeignet sind.

Unser Speisezettel kann also Überraschungen in jeder Hinsicht bereithalten, unliebsame wie hochwillkommene. Und manches kommt in der verführerischen Verkleidung des Wohlgeschmacks auf den Teller, was dort -jedenfalls in größeren Mengen- eigentlich nichts zu suchen hat. Vorteilhaft ist es deshalb, sich vor den Risiken auch im Hinblick auf den Säure-Basen-Haushalt mit Bedacht zu wappnen.

Hierzu eignen sich in besonderer Weise **pflanzliche Mineralstoffe,** wie sie etwa in Dr. Metz Minactiv vorliegen, einem Naturprodukt, gewonnen aus besonders wirkstoffreichen Tropenpflanzen. Auf natürliche Weise können wir uns damit einen wertvollen Basenspender erschließen. Denn die hier versammelten mineralischen Elemente bringen gewissermaßen die »Eintrittskarte« für unseren Stoffwechsel mit: sie liegen in organischer, also optimal verwertbarer, Form vor: gebunden an Eiweiß. Es gibt übrigens kaum ein anderes Lebensmittel, das sich in punkto Calcium-Gehalt so leicht mit diesen pflanzlichen Mineralstoffen messen könnte - und gerade ein hoher Calcium-Anteil ist, wie wir gesehen haben, der deutlichste Hinweis auf besondere »basischen Qualitäten« und im übrigen auch ein wertvolles Hilfsmittel zur Verhütung von Osteoporose (Knochenbrüchigkeit).

An diesem Punkt erschließt sich wieder einmal die Bedeutung der faszinierenden Elemente-Welt der Mineralien für die menschliche Gesundheit: sie bilden jenes Geflecht an Voraussetzungen, ohne das im Organismus Notstand herrscht - beispielsweise als Teil von Enzymen, innerhalb unseres Immunsystems (köpereigene Abwehr) und schließlich als korrigierendes Moment jener Grundregulation, die verhindert, daß der wechselseitige Wettbewerb zwischen Säuren und Basen nicht aus dem Ruder läuft.

Ein wichtiger Praxis-Tip:

Sie müssen Ihre Nahrung nun nicht mit dem Taschenrechner in der Hand zusammenstellen. Es nützt wenig, wenn es in Veröffentlichungen z.B. heißt, daß die Nahrung »mindestens einen Überschuß von 25 Tausendstel-Verbindungsgewichten an Basenbildnern« (entsprechende Maßeinheiten hatte Ragnar Berg entwickelt) pro Tag enthalten solle.

Schaffen Sie zur Säureflut vielmehr ein bewußtes Gegengewicht durch:

* Obst-Zwischenmahlzeiten (vornehmlich Äpfel oder Südfrüchte)

* Rohkostspeisen (Salate zum Mittag- und Abendessen)

* Frischkost-Mix-Speisen (dabei werden verschiedene Obst- und Gemüsesorten im Mixer zerkleinert und als gut bekömmlicher Brei verzehrt)

* frischgepreßte Obstsäfte (kleine Mengen, eventuell verdünnt)
* ergänzende Zufuhr pflanzlicher Mineralstoffe

Denn es sind gerade die pflanzlichen Mineralstoffe, die konkret und praktisch an den beiden Kernstücken des Problems lösend eingreifen: Ein Verhältnis von Säuren zu Basen von 20:80 -wie es viele Autoren empfehlen-, wäre in der Regel nur durch »Gewaltakte« und rigorose Umstellung der Ernährung zu bewerkstelligen. Eingeschliffene Eßgewohnheiten lassen sich aber erfahrungsgemäß nur allmählich ändern. Pflanzliche Mineralstoffe ermöglichen es, uns dem optimalen Mischungsverhältnis ohne riskante »Roßkur« zu nähern - sie erlauben also gesunden Wandel im Alltag!

Bevor wir nun zu den Tabellen kommen, sei ausdrücklich nochmals betont: Der Körper benötigt Säure- *und* Basenspender. Beim Überangebot an säurebildenden Lebensmitteln in der modernen Kost ist es ratsam, sich bewußt und schwerpunktmäßig an basenreiche Lebensmittel zu halten.

Der Umstand, daß ein Nahrungsmittel wie Vollkornbrot im »sauren Bereich« auftaucht, disqualifiziert diese Speise nicht. Wir alle wissen, wie wichtig beispielsweise Eiweiß zur Lebenserhaltung ist und auch wenn dieser Nährstoff im Stoffwechselgeschehen H^+-Ionen freisetzt, also säuert, so werden wir nicht auf ihn verzichten wollen und können.

Wer sich nach den Richtlinien der Vollwerternährung verköstigt, führt sich reichlich ausgleichende, neutralisierende Nahrungsbestandteile aus frischem Obst und Gemüse zu. Er braucht sich wegen des Verzehrs von bestimmten hochwertigen Säurebildnern, die ihren wichtigen und unverzichtbaren Platz auf dem Speiseplan haben, nicht zu beunruhigen.

Und schließlich noch ein Hinweis zum vernünftigen Umgang mit unserer kleinen »Säure-Basen-Tabelle«: Die Kennzeichnung der einzelnen Nahrungs- und Genußmittel als sauer oder basisch, oft auch mit genauer Angabe des Überschußes an basen- oder säurebildenden Elementen, kommt natürlich erst dann voll zum

Tragen, wenn man die Verzehrmengen mit im Blick hat. Das Tee-Kraut beispielsweise wäre stark basisch, würde man es einer Analyse unterziehen. Es versteht sich von selbst, daß der daraus bereitete Tee, bei dem ja nur wenige Gramm Kraut und auch da nur Auszüge Verwendung finden, als »Alkali-Puffer« weit weniger stark zu Buche schlägt als etwa Kartoffeln.

Die Aufstellung soll in erster Linie dazu dienen, zu zeigen, mit was wir es zu tun haben, wenn wir bestimmte Speisen zu uns nehmen, ob sie sauer oder basisch im Körper reagieren. Dies kann dann als Grundlage dafür dienen, durch kleine Umstellungen bei der Nahrungsauswahl und die zusätzliche Einnahme pflanzlicher Mineralien ein risikominderndes und in vielfacher Hinsicht wünschenswertes Basen-Übergewicht in der Ernährung zu erreichen.

Noch ein notwendiger Hinweis: Die Basen-Plus-Ernährung ist keine »Diät«. Sie versteht sich eher als eine Art »Kompaß«, der die gewünschte Richtung anzeigt. Die Wege selbst können durch sehr verschiedenartige Gegenden zum Ziel Gesundheit führen.

Wer sich etwas eingehender mit Fragen der Ernährung befaßt hat, weiß, daß es für den Wissensdurstigen zahlreiche Quellen gibt. Im Moment spricht man viel von Trennkost, Sonnenkost, vitalstoffreicher Vollwertkost (Kollath, Bruker) oder einfach Vollwert-Ernährung (Leitzmann). Mächtigen Zulauf hatte und hat immer noch die Makrobiotik. Ihren Höhepunkt erreichten bereits vor Jahren die Ernährungsweisen nach Are Waerland oder Maximilian Bircher-Benner. Weit zurück reichen die Wurzeln der Mazdaznan-Bewegung (nach Zarathustra), nicht weniger weit jene der Vegetarier.

Alle diese »alternativen Kostformen« oder Reform-Ernährungsweisen bieten brauchbare und teilweise ausgezeichnete Ansätze, sind jedoch keine komplette »Heilslehre« an sich. Wie jedes vom Menschen erdachte und geschaffene System sind sie unvollkommen und benötigen immer wieder einmal eine Überprüfung und Neuanpassung an den Stand der Erkenntnisse. Eine solche »Justierung« soll die Basen-Plus-Ernährung sein.

Es genügt hierbei nämlich, den ganz konkreten Speiseplan immer einmal wieder -ohne großen Aufwand- zu analysieren und kleine

Korrekturen anzubringen. Wir werden dabei erkennen, daß schon kleine Umstellungen große Wirkungen im Gefolge haben können. Man wird beispielsweise aufmerksam auf bestimmte Beerenfrüchte, Gemüse- oder Obstarten und diese -zu ihrer Zeit- bevorzugt verwenden.

Ziel ist dabei stets: die basenbildenden Komponenten der Nahrung sollten die säurebildenden um ein Vielfaches übersteigen, und zwar im Verhältnis 4 : 1. Da es in unserem Zusammenhang um Spurenstoffe der Nahrung geht, bemißt sich dieses Vielfache schon in wenigen Gramm oder Bruchteilen davon. Wer beispielsweise durch den Verzehr von drei Orangen (statt Keksen) für etwa 0,5 g zusätzliche basische Elemente sorgt, hat schon einiges erreicht. Durch weitere kleine Veränderungen auf dem Speisezettel sollte es gelingen, auf 1 Gramm zusätzliche Basenbildner oder mehr zu kommen. Damit sind wir bereits weit »im sicheren Bereich«.

Versuchen Sie, auf dieses zusätzliche »Plus« an basenbildenden Mineralien zu kommen. Dies ist gut für die Säure-Basen-Balance - aber auch für andere körperliche Regulationen.

Vor allem als begleitende Maßnahme bei gestörter Gesundheit können wir hier einiges tun. Denn viele Leiden sind mehr oder minder (nur) das Ergebnis gestörter Austauschverhältnisse auf der Ebene von Zellen und Geweben. Diese stockenden Prozesse müssen wir auf »aktiv« schalten und so Schritt für Schritt wieder Boden auf dem Weg zu Wohlbefinden und Vitalität gewinnen.

Die Basen-Plus-Ernährung ist so etwas wie die Grundvoraussetzung dafür, daß ein solches Umschalten im Stoffwechsel gelingt, und deshalb sollten die Tabellen (nicht nur, aber gerade auch) in kritischen Lebensphasen und Zeiten hoher Beanspruchung vermehrt herangezogen werden.

Ein aktuelles Schlaglicht: Die Wissenschaft entdeckt die Rolle der Entgiftung!

Juni 1994: Daniederliegende Entgiftungsprozesse machen schneller alt. Eine verbesserte Entsorgung, Ausleitung aggressiver Stoffwechselprodukte kann das Leben um Jahrzehnte verlängern und die Vitalität dabei erhalten.

Dies sind die vorläufigen, aber bereits gesicherten, Ergebnisse einer Studie an der Universität Dallas. Dort gelang es, bestimmte Enzymsysteme von Fruchtfliegen zu stimulieren. Folge war ein regerer Stoffwechsel und ein besserer Schutz gegen »aggressive Abfallprodukte«. Dieser Nachweis hat erhebliche Konsequenzen für Theorie und Praxis: »Die Resultate bestätigen erstmals die Theorie, wonach Zellschäden durch Radikale den Alterungsprozeß vorantreiben«.

Nun steht fest: Die Austauschverhältnisse in den Körpergeweben aktiv und stark zu erhalten, ist unser bester Schutz vor Krankheiten und die sichere Gewähr für die Erhaltung lebenslanger Spannkraft. Die Beachtung des physiologisch erwünschten Säure-Basen-Verhältnisses erweist sich hierbei als wertvolle, praktische Hilfe.

Die Lebensmittel-Tabellen

Lebensmittel können hinsichtlich ihrer Wirkstoffgehalte im Einzelfall erheblichen Schwankungen aufweisen, abhängig beispielsweise von der Qualität der Böden, auf denen sie wachsen, der jeweiligen Sorte, von Reifebedingungen (Klima, Wetter) oder Lagerzeiten etc. Die angegebenen Zahlen sind also nur »Annäherungen an die Wahrheit«, sie charakterisieren die besonderen Stärken (oder Schwächen) des jeweiligen Produkts. Trotz dieser notwendigen Einschränkung können die Angaben als so zuverlässig wie nur möglich betrachtet werden, und sie bieten eine verläßliche Orientierung für denjenigen, der es mit der Säure-Basen-Balance genau nehmen möchte.

Erklärungen zu den einzelnen Angaben:
1.Zuerst wird das Verhältnis basen- und säurebildender Elemente bezeichnet: Summe + 104 mg beispielsweise bedeuten, daß die Basenbildner um 104 mg überwiegen (- 104 mg: Säurebildner überwiegen um 104 mg).
Grundlage für die angegebenen Werte sind immer 100 Gramm des entsprechenden Lebensmittels.
2. Danach wird das Gesamtgewicht der Aschenbestandteile des jeweiligen Lebensmittels angegeben. Auch dies bildet einen wertvollen Hinweis für den Gesundheitswert des Lebenmittels. Als Richtlinie, von der es aber reichlich Ausnahmen gibt (z.B. stark kochsalzhaltige Lebensmittel), gilt: je höher der Wert - umso besser!
3. Schließlich finden Sie noch die einzelnen Gehalte der Lebensmittel an den für die Säure-Basen-Balance entscheidenden Mineralstoffen aufgeführt.
Dabei steht einerseits (+++ für die basischen Elemente) das Kürzel K für Kalium, Ca = Calcium, Na = Natrium, Mg = Magnesium, Fe = Eisen. Auf der anderen Seite (--- für die säurebildenden Elemente) bezeichnet P den Phosphor, Cl = Chlor, S = Schwefel.

Falls keine Werte vorlagen, wurde dies mit »k.A.« (= keine Angabe) abgekürzt. Dies gilt insbesondere für den Schwefel (aber auch Chlor), zu dem häufig keine exakten Angaben zu finden waren. In diesem Falle haben wir einen wahrscheinlichen Gehalt für die Bewertung des einzelnen Lebensmittels zugrundegelegt. *Fleisch- und Wurstarten sollten nur -wenn überhaupt- als Beilagen Verwendung finden. Deshalb wurden nur die gebräuchlichsten Fleischsorten (Rind, Schwein, Lamm, Geflügel) und einige **Fischarten** (Hering, Kabeljau, Karpfen) stellvertretend aufgenommen. Auch die verschiedenen (Hart-) **Käse** sind in aller Regel säurebildend. **Pflanzenöle** sind neutral.*

Viele momentan verbreiteten unterschiedlichen Auffassungen in der Beurteilung von basen- und säurebildender Nahrung beruhen auf Mißverständnissen. So führte Are Waerland beispielsweise den unglücklichen Begriff der »aktuellen Säuren« ein. Damit waren die Fruchtsäuren gemeint, die ein Apfel z.B. sauer schmecken lassen, obwohl die Frucht im Laufe der Verstoffwechslung natürlich basisch reagiert. Waerland bestand darauf, daß Obst als Säurelieferant zu betrachten sei, solange, bis innerhalb des Verdauung die Umwandlung und Zerlegung in einzelne, überwiegend alkalisch wirkende Bestandteile erfolgt. Dies ging jedoch in diesem Falle an der Sache vorbei. Denn es kommt auf die Stoffwechsel-Endprodukte an, die zu den Zellen transportiert bzw. von dort wieder entsorgt werden. Auf diesen Wegen lauert gewissermaßen das Unheil, das -je nach körperlicher Disposition- zu zahlreichen verschiedenartigen chronischen Leiden führt. Natürlich können auch »aktuelle Säuren« schädlich sein. Sie sind in der Lage, die Schleimhäute anzugreifen. Auch der Zahnschmelz wird dadurch unter Umständen geschädigt. Man weiß heute, daß die Zähne nach dem Kontakt mit solchen Fruchtsäuren (vor allem Zitrone) nicht gleich geputzt werden sollten. Die Aggressivität der Säuren kann jedoch dadurch gemildert werden, daß man saure und süße, milde Obstsorten zusammen ißt (z.B. Äpfel und Bananen). Dann stellen sich keine negativen Folgen durch die Fruchtsäuren ein.

A. *Pflanzliche Erzeugnisse:*

Ananas <u>Summe +230 mg</u> . Mineralgehalt total: 0,39 g
+++ : K 210 mg, Ca 17 mg, Na -, Mg 17 mg, Fe 1 mg.
--- : P 8 mg, Cl 4 mg, S 3 mg.
Äpfel <u>Summe +87 mg</u>. Mineralgehalt total: 0,32 g
+++ : K 116 mg, Ca 7 mg, Na 1 mg, Mg 5 mg, Fe -.
--- : P 10 mg, Cl 2 mg, S 30 mg.
Aprikosen <u>Summe +455 mg</u>. Mineralgehalt total: 0,66 g
+++ : K 440 mg, Ca 17 mg, Na 1 mg, Mg 17 mg, Fe -.
--- : P 23 mg, Cl 1 mg, S 6 mg.
Artischocken <u>Summe +397 mg</u>. Mineralgehalt total: 1,29 g
+++ : **K** 430 mg, **Ca** 51 mg, **Na** 43 mg, **Mg** 26 mg, **Fe** 1 mg.
--- : **P** 94 mg, **Cl** 40 mg, **S** 20 mg.
Aubergine <u>Summe +128 mg</u>. Mineralgehalt total: 0,50 g
+++ : **K** 190 mg, **Ca** 17 mg, **Na** 1 mg, **Mg** 10 mg, **Fe** -.
--- : **P** 26 mg, **Cl** 55 mg, **S** 9 mg.
Avocado <u>Summe +310 mg</u>. Mineralgehalt total: 1,36 g
+++ : **K** 340 mg, **Ca** 10 mg, **Na** 3 mg, **Mg** 30 mg, **Fe** -.
--- : **P** 42 mg, **Cl** 6 mg, **S** 25 mg.
Bananen <u>Summe +312 mg</u>. Mineralgehalt total: 0,83 g
+++ : **K** 420 mg, **Ca** 8 mg, **Na** 1 mg, **Mg** 31 mg, **Fe** 1 mg.
--- : **P** 28 mg, **Cl** 109 mg, **S** 12 mg.
Basilikum, getr. <u>Summe + basisch</u>.
+++ : **K** 3700 mg, **Ca** 2,07 g, **Na** 43 mg, **Mg** 410 mg, **Fe** 43 mg.
--- : **P** 470 mg, **Cl** k.A., **S** k.A.
Birnen <u>Summe +108 mg</u>. Mineralgehalt total: 0,33 g
+++ : **K** 129 mg, **Ca** 8 mg, **Na** 2 mg, **Mg** 9 mg, **Fe** -.
--- : **P** 11 mg, **Cl** 2 mg, **S** 27 mg.
Blumenkohl <u>Summe +311 mg</u>. Mineralgehalt total: 0,82 g
+++ : **K** 400 mg, **Ca** 25 mg, **Na** 16 mg, **Mg** 23 mg, **Fe** 1 mg.
--- : **P** 36 mg, **Cl** 29 mg, **S** 89 mg.
Bohnen, grün <u>Summe +249 mg</u>. Mineralgehalt total: 0,72 g
+++ : **K** 256 mg, **Ca** 56 mg, **Na** 2 mg, **Mg** 26 mg, **Fe** 1 mg.
--- : **P** 44 mg, **Cl** 18 mg, **S** 30 mg.

Bohnen, weiß Summe + basisch. Mineralgehalt total: 4,00 g
+++ : **K** 1310 mg, **Ca** 106 mg, **Na** 2 mg, **Mg** 132 mg, **Fe** 6 mg.
--- : **P** 429 mg, **Cl** 20 mg, **S** k.A..
Broccoli Summe +250 mg. Mineralgehalt total: 1,10 g
+++ : **K** 400 mg, **Ca** 103 mg, **Na** 15 mg, **Mg** 24 mg, **Fe** 1 mg.
--- : **P** 78 mg, **Cl** 78 mg, **S** 137 mg.
Brötchen Summe - sauer. Mineralgehalt total: 1,75 g
+++ : **K** 115 mg, **Ca** 24 mg, **Na** 486 mg, **Mg** 24 mg, **Fe** 1 mg.
--- : **P** 109 mg, **Cl** 656 mg, **S** k.A.
Brombeeren Summe + basisch. Mineralgehalt total: 0,51 g
+++ : **K** 181 mg, **Ca** 32 mg, **Na** 4 mg, **Mg** 24 mg, **Fe** 1 mg.
--- : **P** 19 mg, **Cl** k.A., **S** 17 mg.
Brot (Grahambrot) Summe - sauer. Mineralgehalt total: 1,60 g
+++ : **K** 209 mg, **Ca** 50 mg, **Na** 370 mg, **Mg** 42 mg, **Fe** 2 mg.
--- : **P** 187 mg, **Cl** 378 mg, **S** k.A.
Brot (Vollkorn) Summe - sauer. Mineralgehalt total: 1,60 g
+++ : **K** 291 mg, **Ca** 43 mg, **Na** 527 mg, **Mg** 47 mg, **Fe** 3 mg.
--- : **P** 197 mg, **Cl** k.A., **S** k.A.
Brot (Weißbrot) Summe +- sauer. Mineralgehalt total: 1,60 g
+++ : **K** 132 mg, **Ca** 58 mg, **Na** 540 mg, **Mg** 24 mg, **Fe** 1 mg.
--- : **P** 87 mg, **Cl** 450 mg, **S** k.A.
Brunnenkresse Summe +229 mg. Mineralgehalt total: 1,10 g
+++ : **K** 301 mg, **Ca** 151 mg, **Na** 60 mg, **Mg** 17 mg, **Fe** 2 mg.
--- : **P** 46 mg, **Cl** 109 mg, **S** 147 mg.
Buchweizen Summe +- neutral. Mineralgehalt total: 1,72 g
+++ : **K** 680 mg, **Ca** 33 mg, **Na** 1 mg, **Mg** 48 mg, **Fe** 2 mg.
--- : **P** 263 mg, **Cl** 12 mg, **S** k.A.
Cashew-Kerne Summe - sauer. Mineralgehalt total: 2,90 g
+++ : **K** 464 mg, **Ca** 38 mg, **Na** 15 mg, **Mg** 267 mg, **Fe** 4 mg.
--- : **P** 373 mg, **Cl** 18 mg, **S** k.A.
Champignons Summe + basisch. Mineralgehalt total: 1,02 g
+++ : **K** 520 mg, **Ca** 9 mg, **Na** 5 mg, **Mg** 13 mg, **Fe** 1 mg.
--- : **P** 116 mg, **Cl** k.A., **S** 34 mg.
Chicoree Summe + basisch. Mineralgehalt total: 1,0 g
+++ : **K** 192 mg, **Ca** 26 mg, **Na** 4 mg, **Mg** 13 mg, **Fe** 1 mg.
--- : **P** 26 mg, **Cl** 25 mg, **S** k.A.

Chinakohl <u>Summe + basisch</u>. Mineralgehalt total: 0,65 g
+++ : **K** 202 mg, **Ca** 40 mg, **Na** 7 mg, **Mg** 11 mg, **Fe** 1 mg.
--- : **P** 30 mg, **Cl** k.A., **S** k.A.

Datteln, getr. <u>Summe +666 mg</u>. Mineralgehalt total: 1,82 g
+++ : **K** 790 mg, **Ca** 59 mg, **Na** 1 mg, **Mg** 58 mg, **Fe** 3 mg.
--- : **P** 63 mg, **Cl** 117 mg, **S** 65 mg.

Dill, gemahlen <u>Summe + basisch</u>.
+++ : **K** 4,85 g, **Ca** 1,17 g, **Na** 110 mg, **Mg** 335 mg, **Fe** 14 mg.
--- : **P** 380 mg, **Cl** k.A., **S** k.A..

Endivien <u>Summe +402 mg</u>. Mineralgehalt total: 0,90 g
+++ : **K** 400 mg, **Ca** 104 mg, **Na** 18 mg, **Mg** 13 mg, **Fe** 2 mg.
--- : **P** 38 mg, **Cl** 71 mg, **S** 26 mg.

Erbsen, grün <u>Summe +232 mg</u>. Mineralgehalt total: 0,92 g
+++ : **K** 370 mg, **Ca** 26 mg, **Na** 2 mg, **Mg** 30 mg, **Fe** 2 mg.
--- : **P** 108 mg, **Cl** 40 mg, **S** 50 mg.

Erbsen, getr. <u>Summe +630 mg</u>. Mineralgehalt total: 2,68 g
+++ : **K** 880 mg, **Ca** 73 mg, **Na** 42 mg, **Mg** 116 mg, **Fe** 6 mg.
--- : **P** 303 mg, **Cl** 55 mg, **S** 129 mg.

Erdbeeren <u>Summe +133</u>. Mineralgehalt total: 0,50 g
+++ : **K** 145 mg, **Ca** 21 mg, **Na** 1 mg, **Mg** 12 mg, **Fe** 1 mg.
--- : **P** 21 mg, **Cl** 14 mg, **S** 12 mg.

Erdnußkerne, ohne Salz geröstet <u>Summe +208 mg</u>.
+++ : **K** 740 mg, **Ca** 74 mg, **Na** 3 mg, **Mg** 181 mg, **Fe** 2 mg.
--- : **P** 407 mg, **Cl** 8 mg, **S** 377 mg.

Estragon, gemahlen <u>Summe + basisch</u>.
+++ : **K** 3,2 g, **Ca** 1,3 g, **Na** 70 mg, **Mg** 350 mg, **Fe** 24 mg.
--- : **P** 320 mg, **Cl** k.A., **S** k.A.

Feigen, getr. <u>Summe +837 mg</u>. Mineralgehalt total: 2,38 g
+++ : **K** 780 mg, **Ca** 126 mg, **Na** 34 mg, **Mg** 82 mg, **Fe** 4 mg.
--- : **P** 77 mg, **Cl** 43 mg, **S** 69 mg.

Feldsalat <u>Summe +292 mg</u>. Mineralgehalt total: 0,80 g
+++ : **K** 421 mg, **Ca** 30 mg, **Na** 4 mg, **Mg** 13 mg, **Fe** -.
--- : **P** 49 mg, **Cl** 70 mg, **S** 57 mg.

Fenchel <u>Summe + stark basisch</u>. Mineralgehalt total: 1,70 g
+++ : **K** 784 mg, **Ca** 35 mg, **Na** 331 mg, **Mg** 11 mg, **Fe** 3 mg.
--- : **P** 51 mg, **Cl** k.A., **S** k.A.

Gerste Summe -110 mg. Mineralgehalt total: 2,25 g
+++ : **K** 160 mg, **Ca** 16 mg, **Na** 3 mg, **Mg** 37 mg, **Fe** 2 mg.
--- : **P** 189 mg, **Cl** 23 mg, **S** 116 mg.

Grapefruit Summe +204 mg. Mineralgehalt total: 0,35 g
+++ : **K** 198 mg, **Ca** 17 mg, **Na** 2 mg, **Mg** 10 mg, **Fe** -.
--- : **P** 16 mg, **Cl** 2 mg, **S** 5 mg.

Grünkern Summe - sauer. Mineralgehalt total: 1,99 g
+++ : **K** 447 mg, **Ca** 22 mg, **Na** 3 mg, **Mg** 130 mg, **Fe** 4 mg.
--- : **P** 411 mg, **Cl** k.A., **S** k.A.

Grünkohl Summe +455 mg. Mineralgehalt total: 1,70 g
+++ : **K** 410 mg, **Ca** 179 mg, **Na** 75 mg, **Mg** 37 mg, **Fe** 2 mg.
--- : **P** 73 mg, **Cl** 60 mg, **S** 115 mg.

Gurken Summe +104 mg. Mineralgehalt total: 0,60 g
+++ : **K** 140 mg, **Ca** 25 mg, **Na** 5 mg, **Mg** 9 mg, **Fe** 1 mg.
--- : **P** 27 mg, **Cl** 37 mg, **S** 12 mg.

Hafer (-Flocken) Summe -181 mg. Mineralgehalt total: 2,85 g
+++ : **K** 340 mg, **Ca** 53 mg, **Na** 2 mg, **Mg** 145 mg, **Fe** 4 mg.
--- : **P** 407 mg, **Cl** 119 mg, **S** 199 mg.

Haselnüsse Summe +498 mg. Mineralgehalt total: 2,44 g
+++ : **K** 618 mg, **Ca** 250 mg, **Na** 3 mg, **Mg** 150 mg, **Fe** 5 mg.
--- : **P** 320 mg, **Cl** 10 mg, **S** 198 mg.

Heidelbeeren Summe +83 mg. Mineralgehalt total: 0,30 g
+++ : **K** 89 mg, **Ca** 15 mg, **Na** 1 mg, **Mg** 6 mg, **Fe** 1 mg.
--- : **P** 13 mg, **Cl** 5 mg, **S** 11 mg.

Himbeeren Summe + basisch. Mineralgehalt total: 0,51 g
+++ : **K** 190 mg, **Ca** 49 mg, **Na** 3 mg, **Mg** 20 mg, **Fe** 1 mg.
--- : **P** 22 mg, **Cl** k.A., **S** 18 mg.

Hirse Summe +- neutral bis basisch. Mineralgehalt total: 1,60 g
+++ : **K** 430 mg, **Ca** 20 mg, **Na** 3 mg, **Mg** 162 mg, **Fe** 7 mg.
--- : **P** 311 mg, **Cl** 15 mg, **S** k.A.

Honig Summe +- neutral bis basisch.
+++ : **K** 51 mg, **Ca** 5 mg, **Na** 7 mg, **Mg** 3 mg, **Fe** 1 mg.
--- : **P** 6 mg, **Cl** k.A., **S** k.A.

Johannisbeeren, rot/weiß Summe +265 mg. Min.-Gehalt: 0,63 g
+++ : **K** 275 mg, **Ca** 36 mg, **Na** 2 mg, **Mg** 15 mg, **Fe** 1 mg.
--- : **P** 23 mg, **Cl** 12 mg, **S** 29 mg.

Johannisbeeren, schwarz <u>Summe +302 mg</u>. Min.-Gehalt: 0,80 g
+++ : **K** 336 mg, **Ca** 17 mg, **Na** 3 mg, **Mg** 10 mg, **Fe** 1 mg.
--- : **P** 20 mg, **Cl** 15 mg, **S** ca. 30 mg.

Karotten (siehe »Möhren«)

Kartoffeln <u>Summe +328 mg</u>. Mineralgehalt total: 1,02 g
+++ : **K** 410 mg, **Ca** 14 mg, **Na** 3 mg, **Mg** 27 mg, **Fe** 1 mg.
--- : **P** 53 mg, **Cl** 45 mg, **S** 29 mg.

Kastanien, getr. <u>Summe +682 mg</u>. Mineralgehalt total: 1,18 g
+++ : **K** 875 mg, **Ca** 57 mg, **Na** 4 mg, **Mg** 52 mg, **Fe** 3 mg.
--- : **P** 170 mg, **Cl** 13 mg, **S** 126 mg.

Kekse <u>Summe - sauer</u>. Mineralgehalt total: 1,43 g
+++ : **K** 139 mg, **Ca** 47 mg, **Na** 387 mg, **Mg** 23 mg, **Fe** 2 mg.
--- : **P** 122 mg, **Cl** k.A., **S** k.A.

Kichererbsen <u>Summe + stark basisch</u>. Mineralgehalt: 2,72 g
+++ : **K** 797 mg, **Ca** 150 mg, **Na** 26 mg, **Mg** -, **Fe** 7 mg.
--- : **P** 331 mg, **Cl** 80 mg, **S** k.A.

Kirschen (süß) <u>Summe +265 mg</u> . Mineralgehalt total: 0,50 g
+++ : **K** 260 mg, **Ca** 19 mg, **Na** 2 mg, **Mg** 14 mg, **Fe** -.
--- : **P** 19 mg, **Cl** 3 mg, **S** 8 mg.

Kiwi <u>Summe + basisch</u>. Mineralgehalt total: 0,72 g
+++ : **K** 295 mg, **Ca** 38 mg, **Na** 4 mg, **Mg** 23 mg, **Fe** 1 mg.
--- : **P** 31 mg, **Cl** 65 mg, **S** k.A.

Knäckebrot <u>Summe - sauer</u>. Mineralgehalt total: 2,30 g
+++ : **K** 436 mg, **Ca** 55 mg, **Na** 463 mg, **Mg** 68 mg, **Fe** 5 mg.
--- : **P** 400 mg, **Cl** 370 mg, **S** k.A.

Knoblauch <u>Summe + stark basisch</u>. Mineralgehalt total: 1,42 g
+++ : **K** 515 mg, **Ca** 38 mg, **Na** 32 mg, **Mg** 36 mg, **Fe** 1 mg.
--- : **P** 134 mg, **Cl** 30 mg, **S** k.A.

Kohlrabi, Knollen <u>Summe +334 mg</u>. Mineralgehalt total: 0,95 g
+++ : **K** 392 mg, **Ca** 41 mg, **Na** 10 mg, **Mg** 48 mg, **Fe** 1 mg.
--- : **P** 51 mg, **Cl** 57 mg, **S** 50 mg.

Kokosnüsse <u>Summe +173 mg</u>. Mineralgehalt total: 1,18 g
+++ : **K** 363 mg, **Ca** 13 mg, **Na** 17 mg, **Mg** 39 mg, **Fe** 2 mg.
--- : **P** 95 mg, **Cl** 122 mg, **S** 44 mg.

Kopfsalat <u>Summe +104 mg</u>. Mineralgehalt total: 0,72 g
+++ : **K** 140 mg, **Ca** 35 mg, **Na** 12 mg, **Mg** 10 mg, **Fe** 2 mg.
--- : **P** 26 mg, **Cl** 57 mg, **S** 12 mg.
Kresse <u>Summe + stark basisch</u>. Mineralgehalt total: 1,90 g
+++ : **K** 606 mg, **Ca** 81 mg, **Na** 14 mg, **Mg** -, **Fe** 1 mg.
--- : **P** 76 mg, **Cl** k.A., **S** k.A.
Kümmel <u>Summe + basisch</u>.
+++ : **K** 2,07 g, **Ca** 953 mg, **Na** 160 mg, **Mg** 390 mg, **Fe** 48 mg.
--- : **P** 450 mg, **Cl** k.A., **S** k.A.
Kürbis <u>Summe +420 mg</u>. Mineralgehalt total: 0,77 g
+++ : **K** 457 mg, **Ca** 21 mg, **Na** 1 mg, **Mg** 12 mg, **Fe** 1 mg.
--- : **P** 44 mg, **Cl** 18 mg, **S** 10 mg.
Lauch (Porree) <u>Summe +238 mg</u>. Mineralgehalt total: 0,86 g
+++ : **K** 300 mg, **Ca** 60 mg, **Na** 5 mg, **Mg** 18 mg, **Fe** 1 mg.
--- : **P** 50 mg, **Cl** 24 mg, **S** 72 mg.
Leinsamen <u>Summe + neutral bis basisch</u>.
+++ : **K** 590 mg, **Ca** 198 mg, **Na** -, **Mg** 350 mg, **Fe** 8 mg.
--- : **P** 662 mg, **Cl** k.A., **S** k.A.
Linsen, getr. <u>Summe +428 mg</u>. Mineralgehalt total: 3,20 g
+++ : **K** 810 mg, **Ca** 79 mg, **Na** 36 mg, **Mg** 77 mg, **Fe** 9 mg.
--- : **P** 377 mg, **Cl** 84 mg, **S** 122 mg.
Löwenzahn (Blätter) <u>Summe +549 mg</u>. Mineralgehalt: 2,00 g
+++ : **K** 430 mg, **Ca** 187 mg, **Na** 76 mg, **Mg** 36 mg, **Fe** 3 mg.
--- : **P** 66 mg, **Cl** 100 mg, **S** 17 mg.
Lorbeer (Blätter) <u>Summe + basisch</u>.
+++ : **K** 2,55 g, **Ca** 970 mg, **Na** 20 mg, **Mg** 120 mg, **Fe** 53 mg.
--- : **P** 110 mg, **Cl** k.A., **S** k.A.
Mais (Vollmehl) <u>Summe - sauer</u>. Mineralgehalt total: 1,16 g
+++ : **K** 120 mg, **Ca** 6 mg, **Na** 1 mg, **Mg** 106 mg, **Fe** 2 mg.
--- : **P** 256 mg, **Cl** k.A., **S** k.A.
Majoran, gemahlen <u>Summe + basisch</u>.
+++ : **K** 1,4 g, **Ca** 2,5 g, **Na** 91 mg, **Mg** 330 mg, **Fe** 73 mg.
--- : **P** 230 mg, **Cl** k.A., **S** k.A.
Mandarinen <u>Summe +131 mg</u>. Mineralgehalt total: 0,70 g
+++ : **K** 110 mg, **Ca** 40 mg, **Na** 2 mg, **Mg** 11 mg, **Fe** -.
--- : **P** 18 mg, **Cl** 4 mg, **S** 10 mg.

Mandeln <u>Summe +490 mg</u>. Mineralgehalt total: 2,65 g
+++ : **K** 690 mg, **Ca** 234 mg, **Na** 3 mg, **Mg** 252 mg, **Fe** 5 mg.
--- : **P** 504 mg, **Cl** 40 mg, **S** 150 mg.
Mango <u>Summe + basisch</u>. Mineralgehalt total: 0,50 g
+++ : **K** 189 mg, **Ca** 10 mg, **Na** 7 mg, **Mg** 9 mg, **Fe** -.
--- : **P** 13 mg, **Cl** k.A., **S** 13 mg.
Mangold <u>Summe + basisch</u>. Mineralgehalt total: 1,68 g
+++ : **K** 550 mg, **Ca** 110 mg, **Na** 147 mg, **Mg** 65 mg, **Fe** 3 mg.
--- : **P** 29 mg, **Cl** k.A., **S** k.A.
Margarine <u>Summe - sauer</u>.
+++ : **K** 7 mg, **Ca** 5 mg, **Na** 104 mg, **Mg** 13 mg, **Fe** -.
--- : **P** 10 mg, **Cl** 134 mg, **S** k.A.
Marmelade <u>Summe + basisch</u>.
+++ : **K** 112 mg, **Ca** 12 mg, **Na** 16 mg, **Mg** 10 mg, **Fe** 1 mg.
--- : **P** 9 mg, **Cl** k.A., **S** 7 mg.
Meerrettich <u>Summe +403 mg</u>. Mineralgehalt total: 2,20 g
+++ : **K** 554 mg, **Ca** 105 mg, **Na** 9 mg, **Mg** 33 mg, **Fe** 2 mg.
--- : **P** 70 mg, **Cl** 18 mg, **S** 212 mg.
Melasse <u>Summe + basisch</u>.
+++ : **K** 1500 mg, **Ca** 273 mg, **Na** 40 mg, **Mg** 209 mg, **Fe** 7 mg.
--- : **P** 69 mg, **Cl** k.A., **S** k.A.
Melone <u>Summe + basisch</u>.
+++ : **K** 230 mg, **Ca** 14 mg, **Na** 12 mg, **Mg** 17 mg, **Fe** -.
--- : **P** 16 mg, **Cl** k.A., **S** 12 mg.
Möhren <u>Summe +301 mg</u>. Mineralgehalt total: 0,86 g
+++ : **K** 310 mg, **Ca** 37 mg, **Na** 50 mg, **Mg** 21 mg, **Fe** 1 mg.
--- : **P** 36 mg, **Cl** 61 mg, **S** 21 mg.
Möhrensaft <u>Summe + basisch</u>. Mineralgehalt total: 0,67 g
+++ : **K** 219 mg, **Ca** 27 mg, **Na** 52 mg, **Mg** -, **Fe** -.
--- : **P** 31 mg, **Cl** 41 mg, **S** k.A.
Mohn <u>Summe + basisch</u>. Mineralgehalt total: 6,80 g
+++ : **K** 705 mg, **Ca** 1,46 g, **Na** 21 mg, **Mg** 333 mg, **Fe** 10 mg.
--- : **P** 854 mg, **Cl** k.A., **S** k.A.
Mungbohnen <u>Summe + basisch</u>. Mineralgehalt total: 3,50 g
+++ : **K** 1220 mg, **Ca** 122 mg, **Na** 6 mg, **Mg** 170 mg, **Fe** 7 mg.
--- : **P** 378 mg, **Cl** k.A., **S** k.A.

Muskatnuß Summe + basisch.
+++ : **K** 410 mg, **Ca** 200 mg, **Na** 14 mg, **Mg** 180 mg, **Fe** 2 mg.
--- : **P** 200 mg, **Cl** k.A., **S** k.A.
Nelke, gemahlen Summe + basisch.
+++ : **K** 1,17 g, **Ca** 740 mg, **Na** 250 mg, **Mg** 270 mg, **Fe** 12 mg.
--- : **P** 110 mg, **Cl** k.A., **S** k.A.
Nudeln (ohne Ei) Summe - sauer. Mineralgehalt total: 0,89 g
+++ : **K** 164 mg, **Ca** 27 mg, **Na** 17 mg, **Mg** 67 mg, **Fe** 2 mg.
--- : **P** 196 mg, **Cl** 31 mg, **S** k.A.
Orangen Summe +186 mg. Mineralgehalt total: 0,48 g
+++ : **K** 170 mg, **Ca** 41 mg, **Na** -, **Mg** 10 mg, **Fe** -.
--- : **P** 23 mg, **Cl** 4 mg, **S** 8 mg.
Paprika, grün Summe +148 mg. Mineralgehalt total: 0,57 g
+++ : **K** 186 mg, **Ca** 9 mg, **Na** 4 mg, **Mg** 12 mg, **Fe** -.
--- : **P** 25 mg, **Cl** 19 mg, **S** 19 mg.
Paprika, gemahlen Summe + basisch.
+++ : **K** 2,4 g, **Ca** 157 mg, **Na** 17 mg, **Mg** 160 mg, **Fe** 23 mg.
--- : **P** 270 mg, **Cl** k.A., **S** k.A.
Paranüsse Summe + basisch. Mineralgehalt total: 3,65 g
+++ : **K** 670 mg, **Ca** 127 mg, **Na** 2 mg, **Mg** 225 mg, **Fe** 3 mg.
--- : **P** 600 mg, **Cl** k.A., **S** 198 mg.
Pastinake Summe + basisch. Mineralgehalt total: 1,18 g
+++ : **K** 342 mg, **Ca** 50 mg, **Na** 17 mg, **Mg** 32 mg, **Fe** 1 mg.
--- : **P** 77 mg, **Cl** k.A., **S** 26 mg.
Pekannüsse Summe + basisch. Mineralgehalt total: 1,60 g
+++ : **K** 603 mg, **Ca** 73 mg, **Na** -, **Mg** 142 mg, **Fe** 2 mg.
--- : **P** 289 mg, **Cl** k.A., **S** k.A.
Petersilie Summe +760 mg. Mineralgehalt total: 1,68 g
+++ : **K** 880 mg, **Ca** 203 mg, **Na** 28 mg, **Mg** 52 mg, **Fe** 6 mg.
--- : **P** 63 mg, **Cl** 156 mg, **S** 190 mg.
Pfeffer, schwarz Summe + basisch.
+++ : **K** 1,22 g, **Ca** 390 mg, **Na** 11 mg, **Mg** 148 mg, **Fe** 17 mg.
--- : **P** 165 mg, **Cl** k.A., **S** k.A.
Pfeffer, weiß Summe + leicht basisch.
+++ : **K** 95 mg, **Ca** 200 mg, **Na** 9 mg, **Mg** 65 mg, **Fe** 7 mg.
--- : **P** 153 mg, **Cl** k.A., **S** k.A.

Pfifferlinge <u>Summe + basisch</u>. Mineralgehalt total: 0,77 g
+++ : **K** 507 mg, **Ca** 8 mg, **Na** 3 mg, **Mg** -, **Fe** 7 mg.
--- : **P** 44 mg, **Cl** k.A., **S** k.A.
Pfirsiche <u>Summe +151 mg</u>. Mineralgehalt total: 0,45 g
+++ : **K** 160 mg, **Ca** 9 mg, **Na** -, **Mg** 10 mg, **Fe** 1 mg.
--- : **P** 19 mg, **Cl** 3 mg, **S** 7 mg.
Pflaumen/Zwetschgen <u>Summe +165 mg</u>. Mineralgehalt: 0,49 g
+++ : **K** 167 mg, **Ca** 13 mg, **Na** 2 mg, **Mg** 13 mg, **Fe** -.
--- : **P** 23 mg, **Cl** 2 mg, **S** 5 mg.
Pinienkerne <u>Summe - sauer</u> .
+++ : **K** -, **Ca** 12 mg, **Na** -, **Mg** 268 mg, **Fe** 5 mg.
--- : **P** 604 mg, **Cl** k.A. mg, **S** k.A. mg.
Pistazienkerne <u>Summe +- neutral bis sauer.</u>
+++ : **K** 972 mg, **Ca** 131 mg, **Na** -, **Mg** 158 mg, **Fe** 7 mg.
--- : **P** 500 mg, **Cl** k.A., **S** k.A.
Portulak <u>Summe + stark basisch</u>. Mineralgehalt total: 1,41 g
+++ : **K** 754 mg, **Ca** 103 mg, **Na** 2 mg, **Mg** 151 mg, **Fe** 4 mg.
--- : **P** 39 mg, **Cl** k.A., **S** k.A.
Preiselbeeren <u>Summe + basisch</u>. Mineralgehalt total: 0,26 g
+++ : **K** 72 mg, **Ca** 14 mg, **Na** 2 mg, **Mg** 6 mg, **Fe** -.
--- : **P** 10 mg, **Cl** 4 mg, **S** k.A. mg.
Quitten <u>Summe +200 mg</u>. Mineralgehalt total: 0,44 g
+++ : **K** 203 mg, **Ca** 14 mg, **Na** 3 mg, **Mg** 6 mg, **Fe** -.
--- : **P** 19 mg, **Cl** 2 mg, **S** 5 mg.
Radieschen <u>Summe +209 mg</u>. Mineralgehalt total: 0,90 g
+++ : **K** 260 mg, **Ca** 30 mg, **Na** 15 mg, **Mg** 15 mg, **Fe** 1 mg.
--- : **P** 31 mg, **Cl** 44 mg, **S** 37 mg.
Rettich <u>Summe +261 mg</u>. Mineralgehalt total: 0,75 g
+++ : **K** 322 mg, **Ca** 33 mg, **Na** 18 mg, **Mg** 15 mg, **Fe** 1 mg.
--- : **P** 29 mg, **Cl** 19 mg, **S** 80 mg.
Rhabarber <u>Summe +315 mg</u>. Mineralgehalt total: 0,64 g
+++ : **K** 286 mg, **Ca** 96 mg, **Na** 4 mg, **Mg** 14 mg, **Fe** 1 mg.
--- : **P** 18 mg, **Cl** 60 mg, **S** 8 mg.
Reis (Vollreis) <u>Summe - sauer</u>. Mineralgehalt total: 1,20 g
+++ : **K** 150 mg, **Ca** 32 mg, **Na** 9 mg, **Mg** 119 mg, **Fe** 2 mg.
--- : **P** 221 mg, **Cl** k.A., **S** 121 mg.

Roggen (Vollmehl) <u>Summe -19 mg</u>. Mineralgehalt total: 1,54 g
+++ : **K** 439 mg, **Ca** 23 mg, **Na** 2 mg, **Mg** 83 mg, **Fe** 3 mg.
--- : **P** 362 mg, **Cl** 73 mg, **S** 134 mg.
Roggen (Auszugsmehl) <u>Summe +- neutral bis sauer</u>.
+++ : **K** 240 mg, **Ca** 31 mg, **Na** 1 mg, **Mg** 73 mg, **Fe** 1 mg.
--- : **P** 185 mg, **Cl** 32 mg, **S** k.A. mg.
Rosenkohl <u>Summe +246 mg</u>. Mineralgehalt total: 1,40 g
+++ : **K** 450 mg, **Ca** 29 mg, **Na** 12 mg, **Mg** 20 mg, **Fe** 1 mg.
--- : **P** 80 mg, **Cl** 40 mg, **S** 147 mg.
Rosinen <u>Summe + basisch</u>.
+++ : **K** 725 mg, **Ca** 62 mg, **Na** 31 mg, **Mg** 35 mg, **Fe** 3 mg.
--- : **P** 101 mg, **Cl** k.A., **S** 42 mg.
Rosmarin, gemahlen <u>Summe + basisch</u>.
+++ : **K** 980 mg, **Ca** 1,47 g, **Na** 44 mg, **Mg** 220 mg, **Fe** 33 mg.
--- : **P** 70 mg, **Cl** k.A., **S** k.A.
Rote Bete <u>Summe +306 mg</u>. Mineralgehalt total: 1,00 g
+++ : **K** 303 mg, **Ca** 25 mg, **Na** 84 mg, **Mg** 23 mg, **Fe** 1 mg.
--- : **P** 33 mg, **Cl** 82 mg, **S** 15 mg.
Rotkohl <u>Summe +132 mg</u>. Mineralgehalt total: 0,67 g
+++ : **K** 266 mg, **Ca** 35 mg, **Na** 4 mg, **Mg** 18 mg, **Fe** 1 mg.
--- : **P** 30 mg, **Cl** 100 mg, **S** 62 mg.
Salbei <u>Summe + basisch</u>.
+++ : **K** 980 mg, **Ca** 1,77 g, **Na** 10 mg, **Mg** 430 mg, **Fe** 27 mg.
--- : **P** 90 mg, **Cl** k.A., **S** k.A.
Sauerkraut <u>Summe + basisch</u>. Mineralgehalt total: 2,35 g
+++ : **K** 140 mg, **Ca** 36 mg, **Na** 650 mg, **Mg** 7 mg, **Fe** 1 mg.
--- : **P** 18 mg, **Cl** k.A., **S** k.A.
Schnittlauch <u>Summe + basisch</u>. Mineralgehalt total: 1,70 g
+++ : **K** 250 mg, **Ca** 76 mg, **Na** 3 mg, **Mg** 32 mg, **Fe** 1 mg.
--- : **P** 26 mg, **Cl** 74 mg, **S** k.A.
Schwarzwurzeln <u>Summe + basisch</u>. Mineralgehalt total: 0,99 g
+++ : **K** 320 mg, **Ca** 40 mg, **Na** 5 mg, **Mg** 23 mg, **Fe** 2 mg.
--- : **P** 76 mg, **Cl** 31 mg, **S** k.A.
Sellerie, Blätter <u>Summe + basisch</u>.
+++ : **K** 291 mg, **Ca** 39 mg, **Na** 96 mg, **Mg** 25 mg, **Fe** 1 mg.
--- : **P** 40 mg, **Cl** k.A., **S** 22 mg.

Sellerie, Knollen Summe + basisch. Mineralgehalt total: 0,94 g

+++ : **K** 300 mg, **Ca** 60 mg, **Na** 100 mg, **Mg** 12 mg, **Fe** 1 mg.

--- : **P** 60 mg, **Cl** 150 mg, **S** k.A.

Senf, braun Summe +- neutral bis basisch.

+++ : **K** 130 mg, **Ca** 124 mg, **Na** 1307 mg, **Mg** 48 mg, **Fe** 2 mg.

--- : **P** 134 mg, **Cl** k.A., **S** k.A.

Sesam-Saat Summe + basisch. Mineralgehalt total: 5,30 g

+++ : **K** 458 mg, **Ca** 783 mg, **Na** 45 mg, **Mg** 347 mg, **Fe** 10 mg.

--- : **P** 607 mg, **Cl** k.A., **S** 32 mg.

Sojabohne, getr. Summe + basisch. Mineralgehalt total: 4,70 g

+++ : **K** 1900 mg, **Ca** 226 mg, **Na** 4 mg, **Mg** 235 mg, **Fe** 8 mg.

--- : **P** 554 mg, **Cl** 7 mg, **S** k.A.

Soja (Mehl) Summe + basisch. Mineralgehalt total: 4,40 g

+++ : **K** 1660 mg, **Ca** 199 mg, **Na** -, **Mg** 235 mg, **Fe** 8 mg.

--- : **P** 558 mg, **Cl** 106 mg, **S** k.A.

Sonnenblumenkerne Summe + basisch. Mineralgehalt: 3,30 g

+++ : **K** 920 mg, **Ca** 120 mg, **Na** 30 mg, **Mg** 38 mg, **Fe** 7 mg.

--- : **P** 837 mg, **Cl** k.A., **S** k.A.

Spargel Summe +124 mg. Mineralgehalt total: 0,62 g

+++ : **K** 240 mg, **Ca** 22 mg, **Na** 2 mg, **Mg** 20 mg, **Fe** 1 mg.

--- : **P** 62 mg, **Cl** 53 mg, **S** 46 mg.

Spinat Summe +763 mg. Mineralgehalt total: 1,51 g

+++ : **K** 662 mg, **Ca** 106 mg, **Na** 62 mg, **Mg** 62 mg, **Fe** 3 mg.

--- : **P** 51 mg, **Cl** 54 mg, **S** 27 mg.

Stachelbeeren Summe +208 mg. Mineralgehalt total: 0,45 g

+++ : **K** 210 mg, **Ca** 35 mg, **Na** 1 mg, **Mg** 9 mg, **Fe**-.

--- : **P** 31 mg, **Cl** 1 mg, **S** 15 mg.

Steinpilze Summe + basisch. Mineralgehalt total: 0,81 g

+++ : **K** 486 mg, **Ca** 9 mg, **Na** 6 mg, **Mg** -, **Fe** 1 mg.

--- : **P** 115 mg, **Cl** k.A., **S** k.A.

Thymian, gemahlen Summe + basisch.

+++ : **K** 950 mg, **Ca** 2,07 g, **Na** 80 mg, **Mg** 270 mg, **Fe** 135 mg.

--- : **P** 200 mg, **Cl** k.A., **S** k.A.

Tomaten Summe +198 mg. Mineralgehalt total: 0,61 g

+++ : **K** 268 mg, **Ca** 13 mg, **Na** 3 mg, **Mg** 11 mg, **Fe** 1 mg.

--- : **P** 27 mg, **Cl** 60 mg, **S** 11 mg.

Topinambur Summe + basisch. Mineralgehalt total: 1,74 g
+++ : **K** 300 mg, **Ca** 14 mg, **Na** -, **Mg** 11 mg, **Fe** 3 mg.
--- : **P** 78 mg, **Cl** k.A., **S** 22 mg.
Trauben Summe +240 mg. Mineralgehalt total: 0,46 g
+++ : **K** 250 mg, **Ca** 12 mg, **Na** 2 mg, **Mg** 7 mg, **Fe** -.
--- : **P** 20 mg, **Cl** 2 mg, **S** 9 mg.
Walnüsse Summe +141 mg. Mineralgehalt total: 1,98 g
+++ : **K** 450 mg, **Ca** 99 mg, **Na** 4 mg, **Mg** 134 mg, **Fe** 3 mg.
--- : **P** 380 mg, **Cl** 23 mg, **S** 146 mg.
Wassermelone Summe +89 mg. Mineralgehalt total: 0,40 g
+++ : **K** 100 mg, **Ca** 7 mg, **Na** -, **Mg** 8 mg, **Fe** 1 mg.
--- : **P** 10 mg, **Cl** 8 mg, **S** 9 mg.
Weißkohl Summe +186 mg. Mineralgehalt total: 0,59 g
+++ : **K** 227 mg, **Ca** 46 mg, **Na** 13 mg, **Mg** 23 mg, **Fe** 1 mg.
--- : **P** 28 mg, **Cl** 37 mg, **S** 59 mg.
Weizen (Vollmehl) Summe - sauer. Mineralgehalt total: 1,49 g
+++ : **K** 290 mg, **Ca** 41 mg, **Na** 2 mg, **Mg** 113 mg, **Fe** 3 mg.
--- : **P** 372 mg, **Cl** k.A., **S** 124 mg.
Weizen (Auszugsmehl) Summe +- neutral. Mineralgehalt: 0,47 g
+++ : **K** 150 mg, **Ca** 16 mg, **Na** 2 mg, **Mg** 25 mg, **Fe** 1 mg.
--- : **P** 87 mg, **Cl** k.A., **S** k.A. mg.
Weizengrieß Summe -208 mg. Mineralgehalt total: 0,47 g
+++ : **K** 112 mg, **Ca** 17 mg, **Na** 1 mg, **Mg** -, **Fe** 1 mg.
--- : **P** 87 mg, **Cl** 87 mg, **S** 165 mg.
Weizenkeime Summe - sauer. Mineralgehalt total: 4,20 g
+++ : **K** 780 mg, **Ca** 72 mg, **Na** 2 mg, **Mg** 336 mg, **Fe** 9 mg.
--- : **P** 1118 mg, **Cl** k.A., **S** k.A.
Wirsing Summe + basisch. Mineralgehalt total: 1,10 g
+++ : **K** 282 mg, **Ca** 47 mg, **Na** 9 mg, **Mg** 12 mg, **Fe** -.
--- : **P** 55 mg, **Cl** 22 mg, **S** k.A.
Zimt, gemahlen Summe + basisch.
+++ : **K** 420 mg, **Ca** 1600 mg, **Na** 13 mg, **Mg** 53 mg, **Fe** 4 mg.
--- : **P** 50 mg, **Cl** k.A., **S** k.A.
Zitronen Summe +154 mg. Mineralgehalt total: 0,50 g
+++ : **K** 140 mg, **Ca** 26 mg, **Na** 6 mg, **Mg** 9 mg, **Fe** 1 mg.
--- : **P** 16 mg, **Cl** 4 mg, **S** 8 mg.

Zucchini Summe + basisch. Mineralgehalt total: 0,70 g
+++ : **K** 202 mg, **Ca** 28 mg, **Na** 1 mg, **Mg** 10 mg, **Fe** -.
--- : **P** 29 mg, **Cl** k.A., **S** 10 mg.
Zwieback Summe - sauer. Mineralgehalt total: 1,40 g
+++ : **K** 160 mg, **Ca** 42 mg, **Na** 163 mg, **Mg** 16 mg, **Fe** 2 mg.
--- : **P** 120 mg, **Cl** k.A., **S** k.A.
Zwiebeln Summe + basisch. Mineralgehalt total: 0,59 g
+++ : **K** 130 mg, **Ca** 27 mg, **Na** 10 mg, **Mg** 8 mg, **Fe** 1 mg.
--- : **P** 36 mg, **Cl** k.A., **S** 51 mg.

Einige Getränke (Genußmittel)

Bier Summe + basisch.
+++ : **K** 38 mg, **Ca** 4 mg, **Na** 5 mg, **Mg** 5 mg, **Fe** -.
--- : **P** 15 mg, **Cl** k.A., **S** k.A.
Kaffee Summe + basisch.
+++ : **K** 80 mg, **Ca** 5 mg, **Na** 6 mg, **Mg** 9 mg, **Fe** -.
--- : **P** 5 mg, **Cl** k.A. **S** k.A.
Schwarztee Summe + basisch.
+++ : **K** 16 mg, **Ca** 3 mg, **Na** 2 mg, **Mg** 1 mg, **Fe** -.
--- : **P** 4 mg, **Cl** k.A., **S** k.A.
Wein Summe + neutral.
+++ : **K** 20 mg, **Ca** 7 mg, **Na** 7 mg, **Mg** -, **Fe** -.
--- : **P** 10 mg, **Cl** 15 mg, **S** k.A.

Tier-Produkte

Butter Summe - sauer.
+++ : **K** 23 mg, **Ca** 16 mg, **Na** 10 mg, **Mg** 1 mg, **Fe** -.
--- : **P** 16 mg, **Cl** mg, **S** 9 mg.
Buttermilch Summe +102 mg. Mineralgehalt total: 0,75 g
+++ : **K** 147 mg, **Ca** 109 mg, **Na** 57 mg, **Mg** 14 mg, **Fe** -.
--- : **P** 95 mg, **Cl** 100 mg, **S** 30 mg.

Camembert <u>Summe - sauer</u>. Mineralgehalt total: 3,51 g
+++ : **K** 109 mg, **Ca** 382 mg, **Na** 1150 mg, **Mg** 18 mg, **Fe** -.
--- : **P** 350 mg, **Cl** 1440 mg, **S** k.A.

Edamer <u>Summe - sauer</u>. Mineralgehalt total: 4,80 g
+++ : **K** 76 mg, **Ca** 765 mg, **Na** 737 mg, **Mg** 59 mg, **Fe** 1 mg.
--- : **P** 455 mg, **Cl** 1370 mg, **S** k.A.

Eier <u>Summe - sauer</u>. Mineralgehalt total: 1,10 g
+++ : **K** 138 mg, **Ca** 54 mg, **Na** 135 mg, **Mg** 13 mg, **Fe** 2 mg.
--- : **P** 205 mg, **Cl** k.A., **S** 197 mg.

Emmentaler <u>Summe - sauer</u>. Mineralgehalt total: 3,88 g
+++ : **K** 100 mg, **Ca** 1180 mg, **Na** 620 mg, **Mg** 55 mg, **Fe** 1 mg.
--- : **P** 860 mg, **Cl** 370 mg, **S** k.A.

Hering <u>Summe -93 mg</u>. Mineralgehalt total: 1,27 g
+++ : **K** 317 mg, **Ca** 57 mg, **Na** 118 mg, **Mg** 26 mg, **Fe** 1 mg.
--- : **P** 240 mg, **Cl** 170 mg, **S** 202 mg.

Huhn <u>Summe - sauer</u>. Mineralgehalt total: 1,10 g
+++ : **K** 359 mg, **Ca** 12 mg, **Na** 83 mg, **Mg** 37 mg, **Fe** 2 mg.
--- : **P** 200 mg, **Cl** 85 mg, **S** k.A.

Joghurt <u>Summe + basisch</u>. Mineralgehalt total: 0,74 g
+++ : **K** 190 mg, **Ca** 150 mg, **Na** 62 mg, **Mg** 14 mg, **Fe** -.
--- : **P** 135 mg, **Cl** 102 mg, **S** k.A.

Kabeljau <u>Summe -244 mg</u>. Mineralgehalt total: 1,10 g
+++ : **K** 339 mg, **Ca** 11 mg, **Na** 86 mg, **Mg** 28 mg, **Fe** -.
--- : **P** 190 mg, **Cl** 228 mg, **S** 290 mg.

Kalb <u>Summe -33 mg</u> . Mineralgehalt total: 1,19 g
+++ : **K** 330 mg, **Ca** 11 mg, **Na** 90 mg, **Mg** 15 mg, **Fe** 3 mg.
--- : **P** 206 mg, **Cl** 73 mg, **S** 203 mg.

Kaninchen <u>Summe -6 mg</u>. Mineralgehalt total: 1,08 g
+++ : **K** 370 mg, **Ca** 18 mg, **Na** 40 mg, **Mg** 29 mg, **Fe** 2 mg.
--- : **P** 213 mg, **Cl** 53 mg, **S** 199 mg.

Karpfen <u>Summe - sauer</u>. Mineralgehalt total: 1,17 g
+++ : **K** 285 mg, **Ca** 34 mg, **Na** 51 mg, **Mg** 15 mg, **Fe** 1 mg.
--- : **P** 220 mg, **Cl** 50 mg, **S** k.A.

Kefir <u>Summe + basisch</u>. Mineralgehalt total: 0,80 g
+++ : **K** 160 mg, **Ca** 120 mg, **Na** 50 mg, **Mg** 13 mg, **Fe** -.
--- : **P** 100 mg, **Cl** k.A., **S** k.A.

Lachs <u>Summe -26 mg</u>. Mineralgehalt total: 1,00 g
+++ : **K** 391 mg, **Ca** 29 mg, **Na** 48 mg, **Mg** 25 mg, **Fe** 1 mg.
--- : **P** 266 mg, **Cl** 64 mg, **S** 190 mg.
Lamm <u>Summe - sauer</u>. Mineralgehalt total: 1,08 g
+++ : **K** 380 mg, **Ca** 10 mg, **Na** 78 mg, **Mg** 16 mg, **Fe** 3 mg.
--- : **P** 213 mg, **Cl** 85 mg, **S** k.A.
Milch <u>Summe +19 mg</u>. Mineralgehalt total: 0,74 g
+++ : **K** 55 mg, **Ca** 116 mg, **Na** 55 mg, **Mg** 13 mg, **Fe** -.
--- : **P** 89 mg, **Cl** 102 mg, **S** 29 mg.
Milch, entrahmt <u>Summe + basisch</u>. Mineralgehalt total: 0,75 g
+++ : **K** 150 mg, **Ca** 123 mg, **Na** 58 mg, **Mg** 14 mg, **Fe** -.
--- : **P** 97 mg, **Cl** 100 mg, **S** k.A.
Molke <u>Summe + basisch</u>. Mineralgehalt total: 0,58 g
+++ : **K** 129 mg, **Ca** 50 mg, **Na** 45 mg, **Mg** 1 mg, **Fe** -.
--- : **P** 53 mg, **Cl** 67 mg, **S** k.A.
Nudeln (Eiernudeln) <u>Summe - sauer</u>. Mineralgehalt total: 0,89 g
+++ : **K** 157 mg, **Ca** 20 mg, **Na** 7 mg, **Mg** 35 mg, **Fe** 2 mg.
--- : **P** 196 mg, **Cl** 31 mg, **S** k.A.
Quark (mager) <u>Summe - sauer</u>. Mineralgehalt total: 0,85 g
+++ : **K** 95 mg, **Ca** 90 mg, **Na** 36 mg, **Mg** 19 mg, **Fe** -.
--- : **P** 189 mg, **Cl** 130 mg, **S** k.A.
Rind <u>Summe ca. -48 mg</u>. Mineralgehalt total: 1,23 g
+++ : **K** 400 mg, **Ca** 11 mg, **Na** 68 mg, **Mg** 22 mg, **Fe** 3 mg.
--- : **P** 200 mg, **Cl** ca. 100 mg, **S** 252 mg.
Schmelzkäse <u>Summe - sauer</u>. Mineralgehalt total: 4,10 g
+++ : **K** 65 mg, **Ca** 547 mg, **Na** 1260 mg, **Mg** 28 mg, **Fe** 1 mg.
--- : **P** 944 mg, **Cl** 725 mg, **S** k.A.
Schwein <u>Summe - sauer</u>. Mineralgehalt total: 1,05 g
+++ : **K** 339 mg, **Ca** 9 mg, **Na** 76 mg, **Mg** 18 mg, **Fe** 2 mg.
--- : **P** 168 mg, **Cl** ca. 100 mg, **S** k.A.
Truthahn (Pute) <u>Summe -130 mg</u>. Mineralgehalt total: 0,95 g
+++ : **K** 315 mg, **Ca** 8 mg, **Na** 66 mg, **Mg** 28 mg, **Fe** 1 mg.
--- : **P** 212 mg, **Cl** 106 mg, **S** 230 mg.

Noch ein Hinweis zum Thema »Weißmehl« und »Fabrikzucker«: Oft wird behauptet, es handele sich hier um säurebildende Nahrungsmittel. Diese Einschätzung ist falsch und richtig zugleich. Falsch, was die unmittelbaren stofflichen Umsetzungen im Körper angeht: denn dabei ergibt sich ein leichtes alkalisches Plus.

Und doch hat derjenige, der meint, Süßigkeiten und Brötchen führten langfristig zur Azidose auch nicht Unrecht. Denn Sie haben es sicher schon gehört: Weißmehl und Fabrikzucker sind Vitamin - und *Mineralstoff-Räuber*. Um ordnungsgemäß verdaut werden zu können, wird z.B. viel Calcium verbraucht - die Scheibe Weißbrot hat aber fast nichts davon im Gepäck. Der Körper muß deshalb seine Reserven angreifen. Dies wiederum verstärkt die Tendenz zur Übersäuerung des inneren Milieus. Und so wirkt denn auch manche neutrale Nahrung letztendlich eher säurebildend, vorausgesetzt, es handelt sich um denaturierte Kost (Auszugsprodukte, isoliere Nährstoffe).

Quellen für die Angaben zu Inhaltsstoffen:

Wissenschaftliche Tabellen Geigy, Ciba-Geigy Limited, Basel, Schweiz.
Souci, Fachmann, Kraut: Die Zusammensetzung der Lebensmittel. Wissenschaftliche Verlagsgesellschaft, Stuttgart.

Literatur zum Thema Säuren und Basen:

H. Aihara: Säuren & Basen. Verlag Mahajiva, Holthausen 1988.
I. Oetinger: Durch Entsäuerung zu seelischer und körperlicher Gesundheit. Selbstverlag I. Oetinger, Ruckhardtshauser Str. 7, 74613 Öhringen-Ohrnberg.
M. Worlitschek: Praxis des Säure-Basen-Haushaltes. Haug Verlag, Heidelberg 1991.

Journal für gesundes Leben

© Verlag Norbert Messing · Postfach 1217 · 76663 Bad Schönborn
Telefon (07253) 3718 · Telefax (07253) 33955

Zwei »Geheimrezepturen« der Natur!

Wer glaubt, er weiß genug über Vitamin C – der irrt!

Das praktische „Handbuch vom Vitamin C" zeigt Ihnen, wie Sie die geradezu wundersame dreifache Wirkung des Stoffes konkret und sofort für Ihr Wohlergehen nutzen können, wie Sie nämlich
Ihr Immunsystem nachhaltig kräftigen
(z.B. gegen innere Feinde wie Krebszellen oder äußere Eindringlinge wie Bakterien oder Viren),
sich vor gefährlichen Schadstoffen schützen und jugendliche Frische
auch in späteren Lebensjahren bewahren und Ihre geistige und körperliche Spannkraft und Flexibilität zuverlässig erhalten können.

Handbuch vom Vitamin C

Informieren Sie sich näher darüber in unserem neuen, spannend geschriebenen Ratgeber. Lernen Sie ein wirksames, hilfreiches Prinzip der Natur kennen: Die Chance, Ihren Stoffwechsel zu „ökonomisieren" und dadurch an Widerstandskraft spürbar zu gewinnen.

> Norbert Messing
>
> **Das praktische Handbuch vom Vitamin C**
>
> Das Immunsystem nachhaltig kräftigen
> Sich vor gefährlichen Schadstoffen wirksam schützen
> Geistige und körperliche Spannkraft und Flexibilität zuverlässig erhalten
>
> Verlag Ganzheitliche Gesundheit

80 Seiten, DM 15,-

Praxis der Entschlackung

Das neue Buch behandelt ganz zentrale Fragen:
● Wie reinigen wir das Zellgewebe des Organismus und erlauben einen ungestörten Nähr- und Wirkstofftransport sowie gesunde Organfunktionen?
● Wie schaffen wir aktiv jene unerhört wichtigen Voraussetzungen, die es unserem Immunsystem erlauben, seine vielfältigen Schutzfunktionen wirkungsvoll zu entfalten?

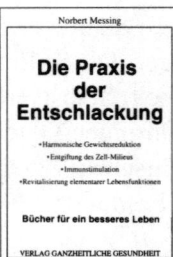

> Norbert Messing
>
> **Die Praxis der Entschlackung**
>
> •Harmonische Gewichtsreduktion
> •Entgiftung des Zell-Milieus
> •Immunstimulation
> •Revitalisierung elementarer Lebensfunktionen
>
> **Bücher für ein besseres Leben**
>
> VERLAG GANZHEITLICHE GESUNDHEIT

80 Seiten, DM 15,-

Einiges aus dem Inhalt: Die wichtigsten Entschlackungstips. **Säfte, Kräuter, Wildpflanzen,** Heilkräuter und ihre Wirkungen. **Säure-Basen-Haushalt.** Die Bedeutung des **Chlorophylls,** Säfte-Cocktails für besondere Lebens- und Problemlagen. **Tagesprogramme** für Entschlackungskuren ... und vieles andere mehr.

Ernährung – Generalschlüssel zu den „Schatzkammern der Gesundheit"!

3. und erweiterte Auflage:

Geistig jungbleiben

Ein bekannter Ganzheitsmediziner offenbart hier das Geheimnis

● anhaltender „geistiger Jugend"

und zeigt, wie

● Gedächtnis, Konzentration und Intelligenz dauerhaft erhalten bzw. gestärkt werden können.

Als wahre Lebenselixiere für das Nervensystem erweisen sich dabei natürliche Wirkstoffkomplexe, die auch das wirksamste Mittel darstellen, um schweren Formen der Hirnleistungsstörungen vorzubeugen (Demenz, Alzheimer Krankheit).

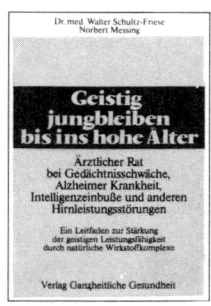

88 Seiten, DM 16,50

Soeben in 6. Auflage erschienen:

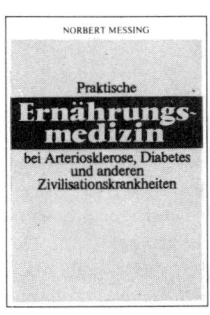

Praktische Ernährungsmedizin

Es gibt seit langem Beweise dafür, daß

● Herzinfarkt/Arteriosklerose

● Krebs

● Diabetes und andere Stoffwechselleiden

● sogenannte Alterserscheinungen

durch hochwertige natürliche Nahrungssubstanzen vermeidbar, beeinflußbar, ja in vielen Fällen heilbar sind!

Wie Sie dieses Wissen nutzbar machen können, erfahren Sie aus dem Ratgeber »Praktische Ernährungsmedizin«.

112 Seiten, DM 18,–

Bereits in 5. Auflage:

Heilen mit Bierhefe

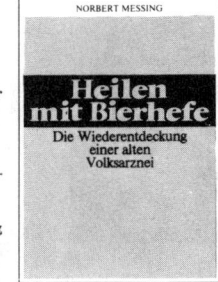

Wunderlebewesen und Wirkstoffmulti der Natur hat man sie genannt: die Bierhefe. Aus ihrem

● Reichtum an lebenswichtigen Inhaltsstoffen

erklärt es sich, warum diese Natursubstanz so vielfältige Wirkungen entfaltet, so. z.B.

● als bedeutender Träger von Schutzfaktoren gegen Umweltgifte und

112 Seiten, DM 18,–

● bei Gefäßerkrankungen (Herz, Durchblutung), Diabetes, Leberkrankheiten, Hautproblemen und sogar bei Krebs.

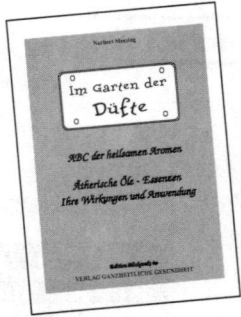

Aromatherapie konkret!

In dieser Neuerscheinung erfahren Sie alles über die Möglichkeiten (und Grenzen) heilsam-balsamischer Duftöle für alle Lebenslagen, für kranke und gesunde Tage.

Aus dem Inhalt: ● Therapie mit Aromen? ● Was sind »ätherische Öle« oder »Essenzen«? ● Hauptwirkungsweise der Duftöle ● Duftöle in der Anwendung (Inhalation, Massage, Einnahme, Duftlampe) ● Lexikon der Duftöle (von Anis bis Zypresse).

80 Seiten, DM 15,-

Ratgeber Fastenkuren

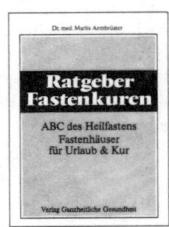

● mit einem ABC des Heilfastens (Buchinger, Mayr, Breuß u.a.)
● einer ausführlichen Vorstellung zahlreicher Fastenhäuser für Klinik, Kur und Urlaub in Wort und Bild.

Ein unentbehrlicher Ratgeber für Entschlackung und Abnehmen ohne Risiko!

64 Seiten, DM 12,-

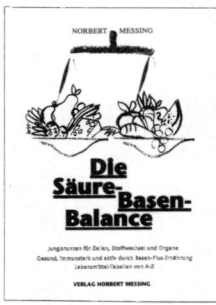

neu!

Die Säure-Basen-Balance

Macht ● *Übersäuerung* krank? Wie lassen sich Risiken erkennen und meistern? Neue Hinweise zur Möglichkeit der ● *Lebensverlängerung*. Praktische Tips zur *Schutzkost* (Basen-Plus-Ernährung). Umfassende Tabellen geben Auskunft zum ● *Säure- und Basengehalt aller üblichen Lebensmittel*, und zwar auf der Grundlage ● *neuester Analysenwerte!*

80 Seiten, DM 15,-

neu!

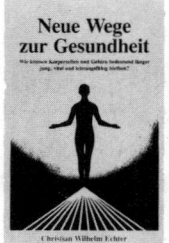

Neue Wege zur Gesundheit

... eröffnet mit dieser Neuerscheinung ein bekannter Ernährungsexperte und erfahrener Seminarleiter:

● Wie bremst man den Alterungsprozeß der Körperzellen?
● Der präzise funktionierende Darm: ein solides Fundament, um länger jung, gesund und vital zu bleiben.
● Welche speziellen Heilwirkungen haben die einzelnen Gemüse-, Obst-, Getreide- und Kräutersorten?

196 S., geb., DM 26,-

● Tips bei Verdauungsstörungen und Kostumstellung. Natürliche Enzymquellen.
● 21 pikante und symbiosefreundliche Rezepte zur Regeneration der lebenswichtigen Darmflora!

1-Minuten-Körper-Check: neu!
Fitneß und Verjüngung für Millionen!

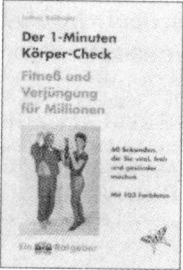

Fernsehsender holten den Autor vor die Kameras, und eine große deutsche Zeitung schrieb: ● »Sportärzte sind begeistert vom **1-Minuten-Körper-Check,** den der 65jährige Lothar Boländer entwickelt hat. Sein Programm ist so gut, daß es jetzt als Buch erschienen ist«. Mit 48 Jahren hoffnungslos erkrankt, beschloß er, ein neues Leben zu beginnen und »verschrieb« sich den **1-Minuten-Körper-Check,** den er selbst entwickelte. Eine ● Verjüngungskur, die ihn bald topfit und sogar zum Drachenflieger machte! Das Buch enthält 103 farbige Abbildungen und ein ● Übungsposter.

80 Seiten, DM 19,80

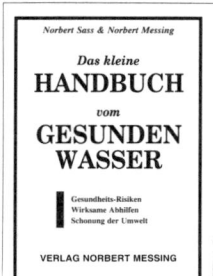

(Gesundes) Wasser ist Leben! neu!

Wasser ist das »Beste aller Dinge« für unsere Gesundheit - doch sind seine Quellen heute oft getrübt (Schadstoffe, Nitrat). Der soeben erschienene Ratgeber bietet eine Bestandsaufnahme und zeigt z. B., wie ● krebserzeugende Nitrosamine und krankmachende Schwermetalle vermieden werden können. ● Mineralwasser und verschiedene ● Filter-Reinigungssysteme stehen auf dem Prüfstand. ● Tips zum Wassersparen sowie ein ● Adreß-Service u. a. zum sog. ● »belebten Wasser« nach Schauberger, Grander u. ä. schließen sich an.

40 Seiten, DM 10,-

Neu und aktuell!

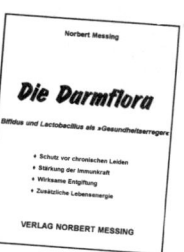

Äußerst spannend ist es, was sich gegenwärtig in der Medizin tut: Man ist nämlich dem Geheimnis jener Stoffe auf der Spur, die »Gesundheit erzeugen«, und dadurch wirksamer als alle Arzneien vor * Herzinfarkt, * Krebs, * Stoffwechselstörungen, * Rheuma, * Allergien, * Leistungsverlust im Alter schützen. Die Stoffe haben viele Namen (z.B. Flavonoide), ihre Quelle ist jedoch leicht zu benennen: vornehmlich besondere Früchte von Feld und Flur. Wie Sie diesen lebensrettenden *Obst-Gemüse-Faktor* am besten für Ihr persönliches Gesundheitsschicksal nutzen, erfahren Sie kompakt und gut lesbar in unserer Neuerscheinung!
DER OBST-GEMÜSE-FAKTOR, 1. Auflage 1995, 32 Seiten, DM 8,50

Der moderne Lebensstil schädigt vor allem unsere Verdauung und die ungemein wichtige *Darmflora*. Hieraus resultieren verschiedene Gefahren (Rückvergiftung aus dem Darm, Krebs, Immunschwäche, Leberschädigungen). Um diesen vorzubeugen, müssen wir die *Milchsäurebildner* (Bifidus-Arten, Lactobazillen) des Darms durch unterstützende Maßnahmen fördern. Die symbiotischen Darmbakterien werden dadurch zu »*Gesundheits-Erregern« und Schutzfaktoren ersten Ranges.* Hier lesen Sie, was wir dabei gesundheitlich gewinnen und wie wir dieses Wissen praktisch in die Tat umsetzen können.
DIE DARMFLORA, 1. Auflage 1995, 32 Seiten, DM 8,50

Urlaub – einmal anders!

... im deutschsprachigen Raum

Der Ratgeber »Handbuch für den gesunden Urlaub« bringt eine Vielzahl von Adressen und Besonderheiten für Gesundheits-Urlauber: Hotels, Pensionen mit ● (vegetarischer) Vollwertkost, ● Trennkost, ● SonnenKost, ● Fasten, ● Makrobiotik ... Schwerpunkte sind hier Deutschland, Österreich sowie die Schweiz, und ergänzt das Ganze durch unser umfangreiches, soeben erschienenes ● Info »Bio-Urlaub 1996«! *150 Seiten, DM 16,– inkl. Ergänzungsliste.*

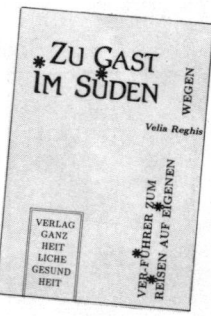

... in südlichen Gefilden

Wem der Sinn nach »exotischeren« Reisezielen steht, der findet »heiße« Tips und Adressen im Ratgeber »Zu Gast im Süden«, und zwar auf mehr als 300 Seiten (v.a. Italien, Spanien, Portugal, Griechenland, Frankreich). Neuheit und Besonderheit: der gerade neuerschienene Buchanhang ● »Zu Gast im Süden 1996« mit ganz aktuellen Angeboten und Adressen, einer Übersicht zu Öko-Reise-Veranstaltern und vielen anderen hilfreichen Hinweisen und »Geheimtips«.
Den Ratgeber (318 Seiten) und das aktuelle Ergänzungsheft erhalten Sie zusammen zum Sonderpreis von DM 22,–.

„Die Salem-Medizin"

Das naturheilkundliche Konzept der Salem-Medizin ist

- tausendfach in der Praxis bewährt und hat zahlreichen Menschen auch in scheinbar ausweglosen Situationen
- Heilung und
- neuen Lebenssinn geschenkt.

Die Salem-Medizin verbindet

- traditionelle Volksmedizin mit
- neuesten Erkenntnissen der Immunologie und weist damit einen erfolgversprechenden Weg „aus Krankheitsnot zu paradiesischer Gesundheit".

64 Seiten, DM 15,–

Soeben neu erschienen!

Das Salem-Kochbuch

»Ein Ratgeber, der in keinem ernährungsbewußten Haushalt fehlen sollte!«

- 450 vollwertige Rezepte für alle Ansprüche.
- 14tägiger Küchenfahrplan mit abwechslungsreichen Menüs.

Zahlreiche praktische Tips zur vitalstoffreichen Vollwertkost machen das Werk zu einem wirklichen Handbuch für die Gesundheitsküche.

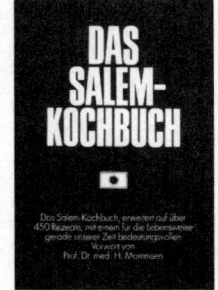

224 Seiten, DM 22,–

Zilgrei – Aktiv gegen den Schmerz!

Zilgrei ist ein neuartiges Selbsthilfesystem bei Schmerzen (Rheuma, Migräne u.a.) und kombiniert
● therapeutische Bewegung sowie
● eine spezielle Tiefenatmung.
Es hat sich in vielen Fällen bewährt, wo andere Maßnahmen versagten.
2. Auflage 1995!

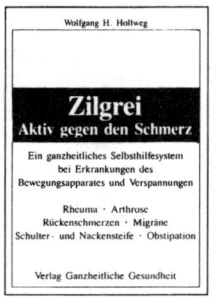

64 Seiten, DM 14,–

Gesunde Ernährung – leicht gemacht!

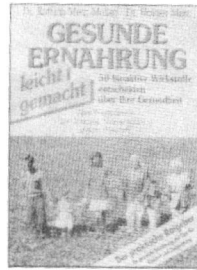

In dieser Neuerscheinung erfahren Sie alles Wesentliche über jene 50 bioaktive Substanzen, aus denen sich Wohlbefinden, Lebensfreude und Aktivität aufbauen. Die ganze Garde an Schutz- und Wirkstoffen ist vertreten: ●Vitamine, Mineralstoffe, Spurenelemente und eine Vielzahl ebenso kostbarer Wertspender wie ● Coenzyme, Cholin, L-Carnitin, Lecithin, Milchsäure... Alle werden übersichtlich ● tabellarisch vorgestellt, mit Hinweisen auf die gehaltvollsten Lebensmittel, praktischen Einkaufstips und Ratschlägen zur ●Ernährungsumstellung.

104 Seiten, gebunden, DM 22,80

Zellenergie durch Q10

In diesem neuen Ratgeber erfahren Sie alles Wissenswerte zum eben erst entdeckten
● neuen Vitamin Q10, einem Spurenstoff aus der Gruppe der Coenzyme.
Es hat sich gezeigt, daß das Coenzym für die
● Arbeit des Herzen unerläßlich ist und die
● Zellen mit jener Energie beliefert, die sie vor Funktionsverlusten und vorzeitigem Altern schützt.

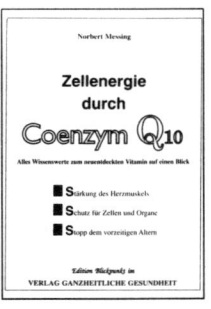

32 Seiten, DM 8,50

NEU in 6. Auflage (Mai/Juni 1996)

Naturärzte-Adressen 1996/97

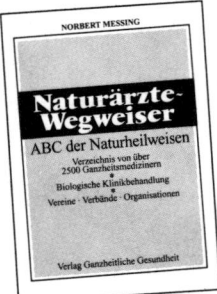

Der Ratgeber enthält ein ●ABC der natürlichen Heilweisen mit weiterführenden Adressen. Das ● Naturärzte-Verzeichnis führt die Anschriften von mehr als 5.000 Bio-Medizinern auf (Homöopathie, Naturheilverfahren, Akupunktur). Ein eigenes Kapitel behandelt die ● naturheilkundliche Klinikbehandlung, einschließlich einer Übersicht zu ● fast 100 Kliniken für Ganzheitsmedizin. Im ausführlichen Anhang des Buches erfahren Sie alles zu Organisationen der Bio-Medizin, zur ● naturheilkundlichen Selbsthilfe, Fort- und ●Ausbildungsmöglichkeiten auch für Laien (Gesundheitsberater, Heilpraktiker, Yoga, Reflexzonen und vieles andere mehr).

Ca. 150 Seiten, DM 18,-

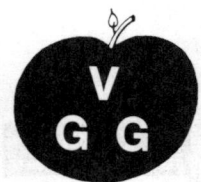
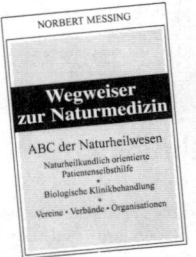 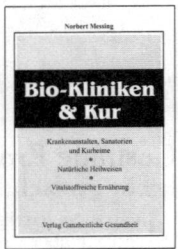 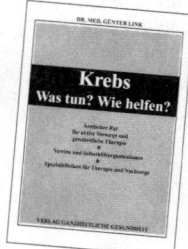
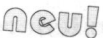